닥터 리,
내 턱을 부탁해!

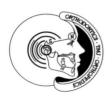
TM : S N ORTHODONTICS. TMJ. ORTHOPEDICS trademark.
Witzig John W. 선생님이 턱관절과 기능교정학회 세미나 등에서 사용하던 Trademark이다. Dr. Witzig 선생님과 이상덕 선생님은 지금의 내가 있기까지 이끌어 주신 분들이다. 깊은 감사를 드린다.

이을재

現 내추럴치과 대표원장
現 경희대학교 치과대학 외래교수

1963년 서울에서 태어나 경희대학교 치과대학을 졸업한 치과의사이며, 같은 대학원에서 석사와 박사학위를 취득하였다.

28년 전 큰 교통사고로 경추골절을 당한 후 생긴 후유증으로 고생하다가, 그 증상이 턱관절 질환의 증상과 비슷하다는 것을 깨닫고 턱관절 공부를 시작하였다. 그 후 현재까지 25년간 수많은 임상치료를 경험하고 최근 10년은 턱관절 환자만을 전담해 치료하고 있다.

"대한턱관절교합학회" 정회원으로 학회의 공식 "인정의"이며, KBS, SBS, YTN, 토마토TV, TBS 라디오 등 많은 매체에 출연하였고 2008년부터는 인천 부평에 있는 내추럴치과 대표원장으로 근무 중이다.

의학은 과학이 아니다?

나는 과학을 좋아한다.

특히 '자연'이라는 단어를 좋아한다.

스스로 자(自)에 그럴 연(然). 스스로 그렇게 되었다는 뜻으로 언제나 내게는 경이롭고 호기심을 자극하는 대상이었다.

지금의 초등학교가 '국민학교'라고 불리던 그 시절에도 내가 제일 좋아했던 과목은 당연히 '자연'이었다.

중·고등학교 때에는 그 관심이 '과학'으로 이어졌는데, 그 이유는 '자연'이라는 이름으로 뭉뚱그려졌던 과목이 물리, 화학, 지구과학, 생물로 구체화되면서, 나의 관심도 더 넓고 깊어졌기 때문이었다.

고등학교 2학년이 되면서 당연히 이과(理科)를 선택한 후로는 칼 세이건의 '코스모스'나 아인슈타인의 '상대성이론'에 관한 책들을 끼고 살았다.

그 후 치과대학에 다닐 때나, 치과의사가 된 지금도, 과학 서적은 내게 그 어떤 소설이나 영화보다 재미있고 흥미로웠는데, 그 과정에서 언제나 나를 따라다니는 무언가가 있었으니, 그것은 다름 아닌 '왜?'라는 의문이었다.

치과대학 시절 약리학 수업 시간이 생각난다.

당시 새로 개발된, 어느 진통제에 관하여 교수님의 설명이 이어지고 있었는데, 진통 효과가 아스피린의 무려 50배에 달한다는 말에 귀가 번쩍 뜨였다.

'고통 받는 환자에게 이 신약을 처방해 주면 환자들이 통증에서 해방되겠구나!' 싶은 생각에 가슴이 두근댔다. 약 성분이 우리 몸속에 들어가 질병을 치료하는 과정을 상상하며 입가엔 흐뭇한 미소가 떠올랐다.

아마 의사들 대부분이 경험하고 공감하는 이야기일 것이다. 그러나 졸업 후 맞닥뜨리는 '현실'은 재학 시절의 '상상'과는 딴판이었다.

생각해 보면 세상의 수많은 질병에 대한 약들이 개발되거나 개발 중에 있으며, 질병의 수보다 수십 배 더 많은 약들이 사용되고 있다.

그 수많은 종류의 약들이 애초의 개발 목적대로 효능을 발휘해 주어, 그리하여 질병이 약으로 쉽게 치료될 수 있었다면, 지금쯤은 아마도 질병으로 고통 받는 사람이 없거나 그 수가 현저하게 낮아야 하는 게 아닐까?

 제아무리 효과가 뛰어난 약이라 해도, 모든 사람에게 똑같이 발휘되는 것은 아니다.
 효과가 나타나는 환자도 있지만 그렇지 않은 환자도 많다. 왜일까?
 새내기 의사 시절, 나는 '의학은 곧 과학'인 줄 알았다. 그래서 주어진 값에 같은 값을 더하거나 빼면 그 결과는 매번 같을 거라고 여겼다. 마치 하나 더하기 하나는 둘인 것처럼...
 그러나 그건 순진한 착각이었다. 전제부터가 잘못되었던 것이었다. 즉 사람의 몸은 모두가 같을 것이라는 전제, 바로 이 전제에서부터 오류가 비롯되었다.

 이러한 사실을 알게 되자, 의학은 과학이 아니라는 일부 과학자들의 견해가 이해되면서, 내 스스로가 그 동안 약에 대해 너무 맹신해 왔음을 깨달았다.
 '통증'은 우리 몸에 이상이 생겼음을 경고하는 일종의 '알람'인데, 그것을 약으로만 제어하려 한 것이다.
 즉, 알람신호에 대한 원인을 찾아볼 생각은 못한 채, 고통 받는 환자의 통증만을 약으로 해결하려 했었던 것이다.

그래서 나는 근본적인 통증의 원인은 무엇이며, 사람마다 달리 나타나는 반응을 어떻게 해석해야 하는지 그것이 알고 싶어졌다.

의사들은 의과대학을 졸업하고, 처음 환자 진료를 시작하며 딜레마에 빠진다고 한다. 이는 환자를 진찰하고, 거기에 맞는 처방을 했음에도 환자마다 다른 반응과 결과를 보여 혼란스럽기 때문이다.

분명 어떤 처방을 하면 좋은 결과가 나올 것으로 기대했는데, 실제로는 그렇지 않은 경우가 허다하기 때문이다.

선배 의사들은 의과대학에서 배운 것이 현실과 다르고, 환자마다 반응이 다른 것에 대하여 그 사실을 당연하게 받아들인다. 더 나아가 환자의 증상이 호전되지 않아도 의문을 갖지 않는다.

그저 '기다려 보자.', '정확한 원인은 모른다.' 또는 '만성', '난치', '불치' 등과 같은 단어를 자주 쓰게 된다.

그도 그럴 것이 환자 진료에 치이다 보면 무언가를 생각할 겨를도 없이 점점 기존의 의사들처럼 되어가고, 그것을 보고 배운 초보 의사들 또한 그것에 순응하며 따라하게 된다.

일부 의사들은 현대의학의 이런 한계점을 인식하고, 환자들을 위해 새로운 치료방식을 찾으려 노력한다. 약 처방을 통해 증상을 호전시키려고 하는 치료는 진정한 치료과정이 아니라고 생각한다.

　같은 환경에서 생활하는 사람 중에도 질병으로 인한 증상이 나타나는 사람과 그렇지 않은 사람이 있고, 같은 질병에 같은 처방을 받았는데도 치료 효과가 있는 사람과 없는 사람이 있다. 이런 현상의 '원인'은 개개인이 서로 다 다르기 때문이다.

　원인에는 '소인(素因)'과 '유인(誘因)'이 있다.

　소인은 병에 걸리기 쉬운 내적 요인으로 유전이 대표적이다. 유인은 어떤 현상을 일으키는 직접적인 원인으로 '질병'마다 다 다르다.

　따라서 똑같은 병명을 얻었다 하더라도 사람마다 그 원인은 다양할 수밖에 없으며, 그 중 어떤 원인이 주가 되느냐에 따라 환자를 괴롭히는 증상도 달라진다.

　나는 그렇게 생각을 하고, 원인을 찾기 위해 접근했으며, 이것이 과학이라고 믿는다.

　'똑똑한 사람들이 왜 이상한 것을 믿을까?'라는 책이 있다. 내 대답은 '답답하니까!'이다. 현대의학은 최첨단 의료장비들을 이용하지만

병의 원인을 알아낼 수 없는 경우도 많다. 나도 턱관절 질환의 원인을 알아내고자 20여 년을 공부해 왔지만 마찬가지다.

학교에서 배운 의학적 지식, 의사로서의 오랜 임상적 경험 그리고 궁금증을 해소하기 위해 공부해 온 제도권 외의 의학들을 살펴보고 정리하여 나만의 치료 프로토콜을 만들었다. 그 프로토콜을 기반으로 내 환자들을 치료하고 있고, 많은 환자들의 증상이 호전되고 있다.

우리를 움직여 주는 관절, 그 관절을 이루고 있는 뼈, 그러나 정작 뼈는 자기 스스로 움직이지 못한다. 단지 뼈를 움직이는 근육들에 의해 관절운동이 일어나는 것이다.

나쁜 자세를 가지고 있다는 것은 근육들이 비뚤어져 있다는 것이다. 결국에는 그 비뚤어진 근육들이 관절을 틀어놓는다. 즉, 모든 근육은 서로 연결되어 있기에 다른 관절에 또 다른 문제를 일으킨다.

우리 몸은 유기적으로 서로 영향을 주고받는다. 그래서 발목만 틀어져도 시간이 지나면 상행성으로 턱까지 영향을 미친다. 또한 위아래 어금니의 교합이 맞지 않아 턱이 틀어지기 시작하면 하행성으로 척추가 틀어지면서 발목에 영향을 주기도 한다. 나는 근골격계 질환 원인의 핵심은 '척추'에 있다고 생각한다.

 이 책을 통해 환자들이 내 몸이 어떻게 작동하는지 알았으면 한다. 그것을 이해하고, 무엇이 잘못됐는지 깨닫고, 어떻게 해야 건강을 유지할 수 있는지 알았으면 한다. 근본적인 것은 우리 스스로가 해야 하고, 그러지 못할 때 의사를 찾아야 한다.

 의사는 신이 아니다. 의사는 우리를 도와주는 사람들이다. 일시적으로 증상이 좋아졌다고 건강해지는 것이 아니다. 증상만 없는 상태가 아닌, 진정한 건강을 유지하기 위해 끊임없이 노력해야 한다.

 턱관절로 고생하는 분들을 위해 미약하지만 내가 오랜 기간 동안 턱관절 환자를 진료해 오면서, 그리고 여러 가지 공부를 해오며 느낀 것들을 남기고자 이 책을 쓴다.

 여러 사람들이 이 책을 통해 많은 도움이 되고, 이 책의 내용을 잘 참고하여 병원에 가는 일이 적어지기를 바란다.

 끝으로 이 책을 완성하기 까지 힘을 실어준 분들과 특히 나의 친구

김석준 이사에게 깊은 고마움을 전한다.

그리고 내 삶의 존재 이유인 우리 가족, 30년을 함께 해 온 사랑하는 아내와 이젠 엄마의 친구가 되어주는 딸 슬비, 일러스트를 맡아 준 사위 수진, 깜짝 출연한 손자 호담. 그리고 홀로서기 중인 든든한 아들 정민에게 언제나 사랑한다는 말을 전한다.

° 저 자

차례 /

| 들어가는 말 |

1장_ Dr. Lee의 턱관절 이야기

차례 /

3장_ 턱관절 환자들이 자주 하는 질문

| 맺음말 |

1장

Dr. Lee의
턱관절 이야기

"

턱관절 질환?

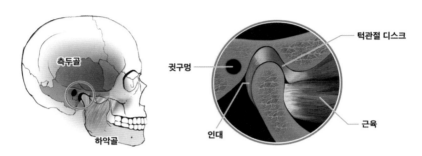

🔵 턱관절은 측두골과 하악골을 이어주는 관절로 그 사이에 완충작용을 하는 디스크가 있다.

턱관절은 두개골 중 측두골과 아래턱인 하악골 사이의 관절로 '측두하악관절'이라 한다.

관절은 뼈와 뼈의 연결이기에 그 사이에 완충역할을 하는 '연골'이 끼어 있고, 연골 중 척추나 턱관절처럼 큰 힘이 가해지는 관절의 연골은 비교적 단단한 '섬유연골'로 되어 있는데, 이것을 '디스크'라 부른다.

턱관절을 이루고 있는 측두골은 머리뼈들과 연결되어 있는 반면, 하악골은 매달려 있기 때문에 비교적 자유롭게 움직일 수 있지만, 그로 인해 외부의 영향을 받기도 쉽다. 따라서 턱은 손으로 괴거나 옆으로 누워서 잘 경우 압박을 받기도 한다.

또한 복잡한 현대를 살아가는 사람들은 스트레스를 받는 일이 많은데, 이때 자신도 모르는 사이에 이를 꽉 무는 습관으로 인하여 턱관절이 압박을 받는 경우도 많이 생긴다.

이러한 습관 등이 지속되어 아래턱이 측두골의 귓구멍 쪽으로 압박을 하면, 그 사이에 끼어있던 디스크가 앞으로 빠져나와 입을 벌릴 때마다 걸렸다 풀어지며 '딱딱' 소리가 나거나 '사각사각' 모래 갈리듯 한 소리가 난다.

턱관절 질환의 직접적인 1차 증상은 이러한 '관절잡음'과 함께 턱이 '지그재그'로 벌어지거나 가끔 입이 안 벌어지기도 하고, 턱을 움직이는 근육들의 통증이 동반되는 경우도 있다.

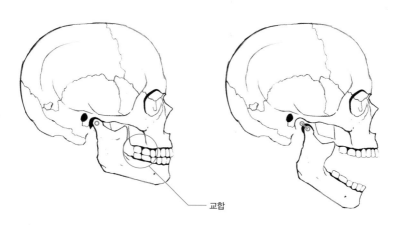
교합

○ 턱관절은 제자리에서 회전운동을 하는 것이 아니라, 앞으로 약간 이동을 하면서 입이 벌어지기 때문에 경추에 회전축이 형성된다.

그리고 간접적인 2차 증상들은 턱 운동의 불균형으로 인해 주변 근육들이 영향을 받아 연쇄적으로 비뚤어지면서 '주변 근육통' 등으로 나타난다.

예를 들어, 턱관절 위쪽 머리 근육들이 영향을 받아 '근긴장성 두통' 등이 자주 나타나고, 턱 아래쪽으로는 목, 어깨 근육이 틀어져 '목·어깨 결림' 등이 생겨나면서 귀 속을 압박하여 '이명', '어지럼증', '멀미', '난청' 등을 일으키기도 한다.

턱관절 질환이 이렇게 다양한 증상들로 나타나는 이유는, 우리가 한쪽 발에만 신발을 신고 나머지 발은 맨발로 생활했을 경우 2~3년 후에 무릎과 골반에 나쁜 영향을 끼치는 것과 같은 이치이다.

그러므로 턱관절 질환을 그대로 둔다는 것은 마치 자동차를 매일같이 운전하면서도 자동차의 바퀴 정렬(휠 얼라인먼트)을 주기적으로 하지 않은 채 자동차를 계속 타고 다니는 것과 같다. 만약, 이러한 일이 지속된다면 타이어는 편마모 현상이 생기게 되고, 반대편 타이어에도 문제가 될 뿐 아니라 자동차의 안전운행에 문제가 발생하기 시작할 것이다.

턱관절도 마찬가지로 한쪽 턱관절에 문제가 생겼을 때 바로 잡아주지 않으면 결국 하나로 연결되어 있는 반대편 턱관절도 문제가 생길 가능성이 높아지게 된다.

이처럼 두경부 부위뿐만 아니라 전신적인 문제를 발생시키는 기전에
대해 앞으로 자세히 서술하려 한다.

모든 동물은 턱으로 생명을 유지한다!

언젠가 케이블TV 다큐멘터리 채널에서 '턱'에 관한 주제로 방영된 프로그램이 있어 주의 깊게 시청한 적이 있었는데, 그 내용은 동물들에게 있어서 "턱이란 생명과 같다."는 것이었다.

그것을 보고 나니 오랫동안 '턱관절' 진료를 하면서 턱의 중요성을 누구보다도 잘 알고 있다고 생각했던 나 자신도, 새삼 그 중요성에 대해 더욱 실감나게 해 준 프로그램이었다.

거의 모든 동물들은 턱관절과 입을 사용하여 생존을 위한 활동을 한다. 즉, 짖으며 대화하고, 물어서 공격하며, 물과 음식을 먹고 마시거나 또한 동족간의 유대 혹은 짝짓기를 위해 입으로 애정표현을 하기도 한다.

인간을 포함한 유인원은 손을, 코끼리는 코를 사용하지만 우리가 알고 있는 거의 모든 동물들은 턱관절운동을 통한 입을 세밀히 조절하여 손처럼 사용한다.

악어는 자기 알을 입으로 물고, 사자도 새끼들을 입으로 물어서 이동한다. 포유류, 파충류뿐 아니라 새들도 부리로 사랑을 표시하고 아름다운 소리로 노래를 재잘거린다. 곤충들과 물고기들 또한 마찬가지다.

턱에 손상을 받는다는 것은, 동물들에게 있어 치명타를 입는 것이다. 우리도 일상에서 가끔 뼈를 다치게 되는데, 심하면 타박상이 아니라 골절이 되기도 한다.

골절 중에서 가장 불편한 골절은 '악골 골절'. 즉, 턱의 골절이다. 특히 아래쪽 '하악골 골절'은 식사하기가 불편하기 때문에 무척 애를 먹는다.

골절 치료는 부러진 뼈가 서로 아물어 붙을 때까지 움직이지 않도록 해야 하는데, 턱은 언어의 사용뿐 아니라 음식을 자르고 부수고 씹기 위해 움직여야 해서 쉽지가 않다. 왜냐하면 말은 굳이 하지 않아도 되겠지만, 살기 위해서는 먹고 마셔야 하기 때문이다.

이처럼 턱이 중요한 이유는 우리가 즐겨보는 UFC나 로드 FC 등과 같은 격투기에서도 신체 중에서 제일 우선으로 보호하는 부위가 턱인 것을 보면 이해할 수 있을 것이다.

뇌는 단단한 두개골이 보호하고는 있지만, 턱이 충격을 받게 되면 턱관절을 통해 간접적으로 뇌에 외상을 줄 수 있어 위험하다.

격투기와 같은 시합에서 KO로 끝나는 경기의 대부분은 턱을 가격받아 그 충격으로 쓰러진 경우이다. 그런 이유에서인지는 몰라도 턱을 맞고 KO로 자주 지는 선수의 이름 앞에 "유리 턱"이란 단어를 붙여 사용하기도 한다.

1장 03
턱관절은 신경통증이 없다.

턱관절은, 상부 측두골이 오목한 공간을 형성하고 하부 하악골이 그 공간에 끼여 있는 형태의 관절이다. 그리고 측두골과 하악골 사이에 연골인 디스크가 자리 잡고 있어 완충작용을 하고 관절운동 시 하악골과 같이 움직이며 부드럽게 입이 벌어지도록 도와주고 있다.

단일관절로써 운동량이 많은 턱관절은 의외로 신경의 분포가 적다.

하악골의 관절머리(과두)는 입을 벌릴 때 앞으로 움직이는데, 관절의 전면부에는 신경분포가 거의 없다. 뒤쪽에 '측두이개 신경(Auriculo-Temporal nerve)'이 지나지만, 턱관절운동의 가장 기본적인 저작활동 중에는 신경통증이 거의 없다는 것이다.

병원에 찾아오는 환자들에게 언제부터 통증을 느꼈냐고 물어보면, 대부분은 통증을 느낀 지 한 달 정도 되었다고 한다. 그런데 막상 X-Ray를 찍어 살펴보면 분명히 수년에서 수십 년이 진행되어 왔는데, 정작 환자 본인은 턱관절의 통증을 느낀 지는 얼마 안 되었다고 말하는 것이다.

그것도 대부분이 근육통이기에 1~2주 후 저절로 통증이 사라지는 경우가 많다.

간혹 우리는 귀 주변의 불편감으로 이비인후과를 찾을 때가 있다. 예를 들어, 디스크를 잡아주고 있는 인대에 염증이 생긴 경우에는 음식을 씹을 때마다 귀 앞부분이 콕콕 쑤시거나, '측두이개 신경'이 눌리는 경우에는 찌릿찌릿한 통증으로 느끼게 되어 이비인후과를 찾게 된다.

그런데 진찰 결과 의사선생님으로부터 돌아오는 이야기는, 귀에 이상이 없다는 설명을 듣기 십상이다.

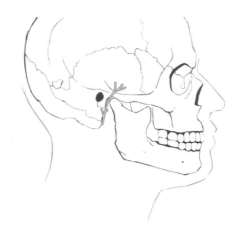

⊙ 턱관절 뒤쪽에 '측두이개 신경'이 지난다.

그러고 보면 우리 몸은 참으로 신비롭다. 만일 턱관절에 신경분포가 많았다면, 현대인의 70~80%는 통증으로 인해 식사를 못하는 것은 물론 일상생활을 하는 데 여러 가지로 힘들었을 것이다.

　이는 아마도 음식을 씹을 때나 스트레스를 받아 어금니를 악물게 될 때 턱관절이 받게 되는 압력을 우리 몸 스스로가 견딜 수 있도록 진화해 온 결과일 것이다.

1장 04
내 첫 환자는, 나 자신이었다.

내가 처음 턱관절 질환을 앓고 있는 이를 만난 건 1991년이었다.

당시 환자는 경추(목뼈) 6번과 7번이 골절된 상태였는데, 교통사고가 원인으로, 몸의 왼쪽이 마비되고 두통에 만성피로까지 겪고 있었다. 두 달 동안 구미에 있는 순천향 대학병원 신경외과에서 입원 치료를 받았지만 차도가 없었다. 생업에 지장을 입고 있는 건 물론, 일상 생활마저 힘들어했다.

환자는 서울에 있는 대학병원으로 이송되어 다시 MRI를 찍고 상담을 받았으나 뾰족한 수가 없기는 마찬가지였다. "수술 후 증상이 호전된다는 보장은 못하지만, 그래도 수술을 하는 게 좋지 않겠느냐"는 의사의 답을 들었다고 했다. 환자는 힘들고 막막해하며 그런 상황이 3년이나 지속되었다.

답답해하고 지친 그 환자를 위해, 뭔가 수를 내야만 했다. 그래서 나는 공부를 시작했다. 무엇보다 절실하고, 누구보다 끈질기게. 28년 전에 만난 그 환자는 바로 나, 자신이었기 때문이다.

내가 스플린트를 처음 착용한 건, 1987년 치과대학 본과 4학년 때였다.

나는 본래부터 턱관절 질환이 유발되기 쉬운 구강구조를 가지고 있었고, 그때 이미 두통에 목과 어깨 결림 증상을 겪고 있었으며, 입을 벌릴 때는 가끔씩 턱관절에서 '딱딱'하는 소리가 나면서 이명이 들리기도 했다. 이른바 '턱관절 질환의 3대 증상'이 다 나타나고 있었던 것이다.

그러던 차에 보철과의 선배 한 명이 내게 스플린트를 만들어 주었는데, 선배 자신의 연구 목적이었는지는 몰라도 감사하게 생각했다.

그런데 나는 그 스플린트를 조금 착용하다가 말았는데, 그 이유는 우선 너무 불편했기 때문이었다. 불편해도 증상이 조금이나마 호전되었다면 좀 더 착용을 했을 텐데 그렇지 못하였고, 증상 또한 심하지 않은데다 간헐적으로 나타나기 때문에 견딜 만 했던 이유도 있었다.

그 후로 잊고 있던 스플린트를 다시 사용하게 된 것은 1995년 봄이었다. 물론 보철과 선배가 만들어준 그 스플린트를 다시 사용한 것은 아니었다.

그 무렵 나는 교통사고로 망가진 몸을 바로잡으려면 무엇을 어찌 해야 할지 온통 그 생각뿐이었다.

좋다는 건 다 해보았지만, 한번 크게 망가진 몸은 나아질 줄 몰랐고, 기대는 실망으로, 희망은 절망으로 바뀌는 일이 반복되었다.

그렇게 마치 벼랑 끝에 서 있는 심정일 때 만난 것이 바로 AK 테스트와 나만의 스플린트였다.

1994년이었던 것으로 기억한다. 재미교포 치과의사 이상덕 선생이 주최한 '턱관절과 전신질환 치료' 세미나에 우연한 기회로 참석하게 되었다. "턱이 목을 지배한다."는 주제가 나의 흥미를 자극했다.

의사들은 '불치'라 여기고, 환자들은 고통 그 자체라 하는 질환을 어떻게 치료한다는 것인지 궁금했다. 워낙 호기심이 많지만 그에 못지않게 의심도 많은 나는, 조금은 냉소적인 태도로 세미나를 참관했다.

그런데 세미나 도중에 이상덕 선생이 AK테스트 시범을 보이셨는데, 뒷줄에 앉아 지켜보고 있던 나는, 그렇게 보는 것만으로는 성에 차지 않아 결국 자진해서 테스트의 대상이 되기로 했다.

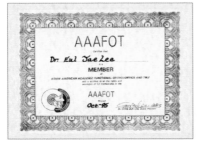
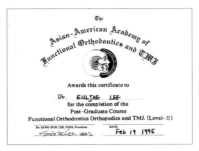

○ 초창기 회원명부를 다시 살펴보니 지금까지 턱관절 진료를 계속 하고 있는 회원이 몇 명 되지 않는다. 그만큼 턱관절 질환 치료가 쉽지 않다는 반증이라 생각한다.

우리말로 '응용근신경학'이라 하는 AK(Applied Kinesiology)는 근육의 반응을 통해 진단하고 치료하는 것을 의미하며 AK에서 하는 근육검사를 AK테스트라고 한다.

관절은 뼈와 뼈의 연결 부분이다. 관절운동에는 많은 근육이 관여하는데, 어떤 근육에 문제가 있다면 관절운동의 안전성에 영향을 끼친다. 그러므로 관절 자체를 치료하는 것보다 관절을 지배하는 근육들 중 약해진 근육을 우선 찾아내고, 그걸 치료해서 관절 자체를 보호하는 것이다.

즉, 관절에 문제가 있다는 것은 뼈를 움직이는 근육들의 밸런스가 깨져서 나타나는 결과물이기에 그 결과물의 원인이 되는 근육을 찾아내어 근육들의 밸런스를 다시 바로잡는 데 도움을 주는 것이 바로 AK테스트이다.

이상덕 선생은 나를 상대로 경추 7개에 AK테스트를 했는데, 그 테스트 결과 목 근육 전체의 반응이 약하게 나왔다. 그러자 나의 상태를 모르시던 이상덕 선생은 대뜸 나에게 "지금 장난치는 거 아니냐!"며 화를 내셨다.

왜냐하면 목이 부러진 것이 아니고서야 이런 반응이 나올 수는 없기 때문이었다. 그래서 나는 사고로 경추 6번과 7번이 압박 골절된 상태라는 사실을 말씀드렸고, 그제야 선생은 나의 AK테스트 결과를 납득하셨다.

나는 사실 이 테스트의 결과에 상당히 놀랐는데, 호기심 반 의심 반으로 자진해서 받은 AK테스트의 결과가 예상 외로 정확했기 때문이다.

이렇게 나는 직접 체험을 통해 AK테스트를 신뢰하게 되었고, 이후로 AK테스트와 스플린트를 접목하여 열정적으로 공부하기 시작했다. 벼랑 끝에 서 있던 나를 구해줄 한줄기 희망의 빛을 부여잡는 심정이었다.

나는 이미 학생 때부터 알게 모르게 턱관절 질환을 앓아왔고, 이런 상태에서 교통사고가 났기 때문에 그 후유증이 더욱 심한 것이라고 판단했다. 그래서 나 자신을 나의 첫 환자로 생각하고, 내가 사용할 스플린트를 내가 직접 만들어 착용하기로 했다.

AK테스트로 스플린트의 교합점을 조절하여 아래턱의 위치를 안정적인 위치로 맞춰나가기를 여섯 달 동안 반복했다.

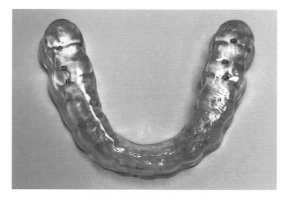

💿 아래턱 치아에 착용하는 스플린트

처음엔 입에 무언가를 끼고 생활한다는 것이 쉽지만은 않았지만 경추의 강직이 풀리면서 두통과 피로가 점점 사라지니, 스플린트를 착용하는 불편함은 아무 것도 아니게 되었다. 그리고 여섯 달이 지나자 운전을 다시 할 수 있게 되었다(그전까지는 왼쪽으로 고개를 돌릴 수 없었기 때문에 운전이 불가능했다).

지금도 나는 여전히 스플린트를 끼고 있으며, 수시로 AK테스트를 통해 조절을 하고 있다.

불편한 스플린트를 계속 끼우고 생활하는 이유는? 나 자신이 스플린트로 제2의 삶을 얻었기 때문이다.

나의 첫 환자인, 내 자신을 치료하면서 공부하고 느낀 것을 바탕으로 턱관절 질환 환자를 진료하기 시작했으나 치료과정에서 시행착오를 많이 겪었다.

같아 보이는 증상이라도 스플린트 조절은 항상 달라진다. 우리 몸의 뼈와 근육은 서로 긴밀하게 연결되어 있기 때문에 하나에 문제가 생기면 다른 것에도 문제가 생기고, 어떤 하나가 바뀌면 그것에 연결된 부위 또한 변화한다.

음식을 왼쪽으로 씹느냐 오른쪽으로 씹느냐, 어느 쪽으로 누워서 자느냐, 턱을 괴냐 그렇지 않느냐 등에 따라 몸은 달라진다.

그러므로 이러한 원인을 찾고, 그에 맞는 치료용 스플린트를 만드는 작업은 어려울 수밖에 없다. 그럼에도 꾸준히 공부를 하며 노력을 하는

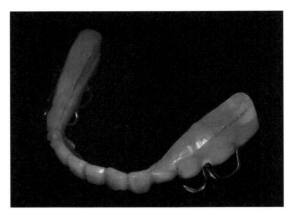

🔵 내 자신이 착용중인 스플린트

이유는 내가 의사이기 때문만이 아니라, 나 또한 오랜 고통을 겪어본 '환자'였기 때문이다.

나를 괴롭힌 증상들의 직접적인 원인은 교통사고로 인한 경추골절이었다. 그렇다면 골절치료 후 많은 부분이 회복되었어야 하는데, 나는 심한 후유증으로 고생하였다.

나는 그 이유를 '직접적인 원인(유인)'이 아닌 '그 환자에게만 내재되어 있던 원인(소인)'이라 본다.

나의 경우, 일찍부터 턱관절 질환이 진행되고 있었지만 드러난 증상이 크지 않아 이를 지나치고 있었다. 그러던 차에 교통사고로 턱관절 증상이 불거졌고, 병원 치료를 통해 교통사고로 인한 경추골절은 아물어 가는데, 턱관절 증상은 계속해서 남아 나를 괴롭히고 있었던 것이다.

그렇다. 그 이유는 내 안에 내재되어 있던 소인도 함께 치료했어야 하는 데 그렇지 못한 탓이다. 나는 그 점을 깨달았고, 그 깨달음을 바탕으로 진료를 하기 시작했다.

내 몸속에 내재되어 있는 소인을 찾아라!

현대인들은 위태위태하게 살아간다. 건강하다고 자부하며 생활하다 어느 날 갑자기 큰 병이 발견되고 허무하게 무너지는 경우를 우리는 자주 접하게 된다.

평소 먹고, 마시고, 숨 쉬는 것부터 시작해서 운동도 열심히 하며, 자기관리를 철저히 하는 사람들도 막상 종합검진을 받으러 병원에 가면, 검진을 기다리면서도, 검진을 받으면서도, 검진을 다 받고나서도 불안해한다. 그리고 다음 진찰일이 되어 검사 결과를 통보받기까지 기다리는 내내 그 불안한 마음은 가시지를 않는다.

하물며 자기 관리에 소홀한 사람들은 말해 무엇 하리!

겉으로는 건강하다고 자신하는 사람들도 속으로는 건강에 대해 불안해한다. 그래서 종합검진 받는 것 자체를 싫어하거나 아예 병원에 가는 것을 피하려 한다.

내심 두려운 것이다.

이 책에서 다룰 내용들은 결코 복잡하지 않다.

턱관절 질환 환자들만을 위한 책이 아니다. 현대인의 40%가 앓고 있다는 '턱관절 질환'에 대해 이야기하고 있다.

임상의사인 나는 "현대인의 100%가 턱관절 질환을 앓고 있다."고 본다.

그러나 걱정할 것 없다. 우리 몸 스스로가 주위 조직과 적응하면서 스스로 치유를 할 수 있기 때문이다. 대신 내재적인 원인인 '소인'을 찾아 없애주어야 한다. **'질병과 치유는 동시에 일어난다.'**

1장 05
"내 몸은 내가 망가뜨린다."

나는 환자와 상담할 때 항상 강조하는 세 가지가 있다.

누구나 자신의 몸을 대할 때 가져야 할 마음가짐이므로 딱히 턱관절 환자가 아니라도 염두에 두었으면 한다.

첫째, 내 몸은 내가 망가뜨린다.

우리는 쉬지 않고 숨을 쉬어야 하고, 먹고 마시고 활동하고 잠을 자야 한다. 깨끗하고 쾌적한 환경에서 숨 쉬고 먹고 마셔야 한다. 적당한 운동과 충분한 수면도 취해야 한다.

그러나 실상은 어떠한가? 달콤하거나 자극적인 맛에 취해 살고, 술로 스트레스를 풀려 하고, 당장 편한 자세로 앉거나 누워서 스스로를 망가뜨리고 있다.

우리 치과를 찾는 환자에게 환자의 몸은 본인 스스로 망가뜨린 거라고 하면 '내가 그런 적이 있나?'하면서 고개를 갸우뚱거리며 의아해한다. 하지만 내 설명을 들은 후에는 고개를 끄덕이며 공감하는 경우가 대부분이다.

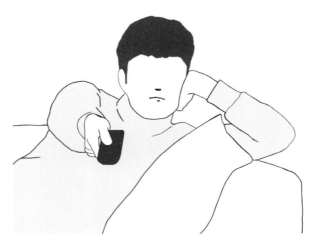

⊙ 편해 보이는 소파가 의외로 우리의 척추를 틀어 놓는 주범 중 하나이다.

예를 들어, 어떤 사람이 위염 때문에 속이 쓰려서 병원을 찾았다고
해보자. 그런데 이 환자, 알고 보니 평소 생활이 아주 엉망이어서
불규칙한 식사에 맵고 짠 자극적인 맛의 음식을 즐기며, 거의 매일
저녁 술자리를 찾고 줄담배를 피워댄다면 이는 자신의 위장을 스스로
괴롭히는 것이다.

이런 상태로 병원을 찾아오면 이 환자에게 의사가 할 수 있는 것은
스트레스를 받지 말라는 조언을 하고, 제산제를 처방하는 정도일
것이다. 환자 자신이 잘못된 생활습관을 고치지 않는다면 처방받은
약을 먹을 때만 증상이 일시적으로 좋아질 뿐, 근본적인 치료는 되지
않는다.

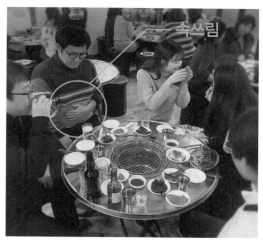

속쓰림

⊙ 속 쓰림 증상은 불규칙한 식사와 자극적인 식습관과 음주를 줄이는 것이 치료의 시작이다.

그러므로 내 몸을 어떻게 망가뜨리고 있는지 이해하고, 수긍하는 것이 진정한 치료의 시작이라 할 수 있을 것이다.

둘째, 모든 질환의 원인은 복합적이다.

우리 몸은 우리가 생각하는 것보다 체계적이고 정교하다.

자동차의 경우에도 2만여 개의 부품이 각각의 위치에서 일사불란하게 일을 하고 또 서로 합을 맞춰 작동한다.

살아있는 '인체'는 그보다 훨씬 더 많은 기관들이 섬세하게 움직이며 영향을 주고받기 때문에 우리가 상상하는 것 이상의 일들을 하고 있다.

그러므로 우리의 몸에 어떤 자극이 가해져도 바로 탈이 나거나 기능이 멈추거나 하지는 않는 것이다.

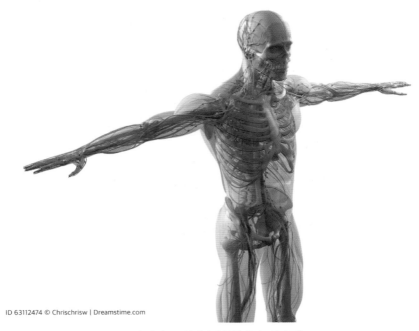

ID 63112474 © Chrischrisw | Dreamstime.com

🔵 유기적으로 복잡하게 얽힌 신비로운 인체

　우리 몸은 그렇게 단순하거나 허술하지 않으며, 한두 가지 원인만으로 증상이 드러날 만큼 만만하지 않다는 것이다.

　하지만 불행하게도 현대사회에선 너무나 많은 유해요소가 우리의 몸을 동시에 괴롭힌다. 가만히 숨만 들이쉬어도 온갖 공해물질이 폐 속으로 들어온다.

　공기 좋은 시골로 이사를 한다 해도 중국에서 날아오는 황사와 미세먼지 그리고 떠돌아다니는 중금속 입자들은 피할 수가 없다. 일상적으로 먹고 마시는 음식에도 합성첨가물과 인공색소 등으로 결코 안심할 수 없는 성분들이 포함되어 있다.

물론, 현대과학 수준에서는 유해성이 검증되지 않았다 해도 훗날 밝혀지는 경우도 많다.

또한, 생활의 편의성이 향상되면서 신체활동이 그만큼 줄어들고 있다.

스위치만 돌리면 가스레인지가 켜지고, 버튼만 누르면 밥이 지어지고, 세탁이 되고, 로봇청소기가 청소도 한다.

휴대폰 하나만 있으면, 스마트폰 앱으로 정보를 검색하고, SNS로 세상 돌아가는 것을 알 수 있으며, 각종 예매와 입출금이 이루어지고, 음식이 배달되므로 우리가 굳이 몸을 움직여야 하는 수고가 점점 사라지고 있다.

그러다 보니 우리의 신체는 마치 '퇴행성 변화'와 비슷한 상태로 몸이 변하여, 노인처럼 몸이 구부러지고 근육들이 약해지고 있다.

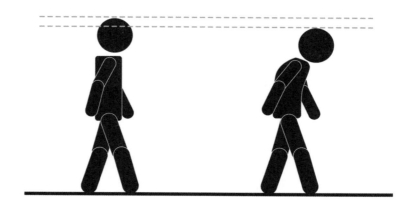

⭕ 퇴행성 변화로 몸은 점점 굽어진다.

이렇듯 우리 몸은 여러 가지 유해 요소가 가득한 환경에 일상적으로 노출되어 있고, 문명의 혜택을 보며 편리한 생활을 누리는 대가로 젊은 시절부터 약해진 근골격을 얻는다.

물론, 이것으로 인하여 당장 우리 몸이 치명타를 입지는 않는다. 조금씩 축적되고 서서히 변화되어가기 때문이다.

한편으로는 우리 몸이 스스로 부단하게 극복하고 노력하는 덕도 있지만 그것도 한계가 있다. 우리 몸은 버티고 버티다가 결국 증상들이 분출되기 시작하는데, 그 증상들이 '자가면역질환'일 수도 있고, 암(癌)일 수도 있다.

우리가 몸에 어떤 증상이 나타나서 병원을 찾았을 때는, 몸 안에서는 이미 다양한 병적 원인들이 진행되어 오다가 결국 더 이상 버티지 못하고 나타나는 증상일 확률이 높다.

의사들도 환자의 증상에 따른 원인을 한두 가지로 특정지어 말하기는 어렵다. 원인을 정확히 알지 못하니 증상만 완화시키는 대증요법에만 집중하는 상황이 생기고 만다.

의사의 명쾌한 진단과 설명을 기대했던 환자들로서는, 과묵해 보이는 의사선생님들이 무뚝뚝하고 설명도 잘 안 해준다고 불평불만을 늘어놓지만, 의사들 또한 정확한 원인을 모르기에 어쩔 수 없는 것이다.

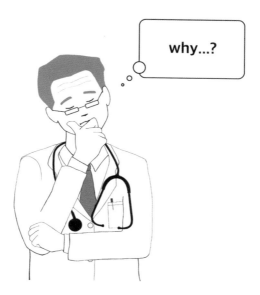

◐ 증상이 이미 나타났을 때는 여러 가지 원인이 복합적으로 작용한 뒤라서 주된 요인을 찾기가 어렵다.

우선 내 몸을 괴롭히고 있는 여러 원인을 하나씩 풀어가는 과정이 필요하다. 시간을 갖고, 의사를 믿고 꾸준하게 치료를 받으며 내 몸을 괴롭히는 원인들을 찾아나가야 한다.

이때, 중요한 것은 가장 주된 원인(main factor)을 먼저, 확실하게 잡는 것이다. 깡패를 소탕하려면 깡패두목을 먼저 잡아야지, 행동대원들만 잡아들이면 일시적인 호전만 보일 뿐, 결국에는 그 조직이 다시 재정비되는 것과 같다.

셋째, 내 몸은 내가 치료한다.

내 몸을 내가 망가뜨리고, 모든 질환의 원인이 복합적이라면 치료는 거꾸로 되짚으면서 하면 된다.

내 몸을 괴롭히고 있는 복합적인 원인에 대해서 이해하고, 내가 잘못하고 있는 것들, 나쁜 자세나 습관이 무엇인지 또한 깨닫고, 그걸 고쳐나가는 과정이 '치료'이다.

우리 몸에는 뛰어난 '자가치유능력(자연치유시스템)'이 있다. 몸에 상처가 나면 바로 피가 나와 상처부위를 보호해 준다. 외부의 균으로부터 보호해 주는 것뿐만 아니라 상처부위가 스스로 아물도록 도와준다. 의사는 옆에서 그걸 보조하는 사람이다.

다리가 부러져서 병원에 가면 부러진 다리를 누가 붙여줄까? 대부분 사람들은 의사라고 생각하겠지만 사실은 우리 몸 스스로이다.

이때, 의사가 하는 일은 비뚤게 붙거나 감염이 되지 않도록 조치를 취하는 것이다. 그러면 우리 몸은 스스로가 부러진 부위에 조골세포(뼈를 만드는 세포)가 나타나 다시 뼈를 형성하고, 붙여준다. 이는 우리 몸에서 스스로 일으키는 '자연치유능력'이다.

의사가 뼈를 붙여주는 것이라 착각하지 말자. 의사의 역할은 그 '자연치유시스템'이 잘 가동되도록 도와주는 것이라 생각한다.

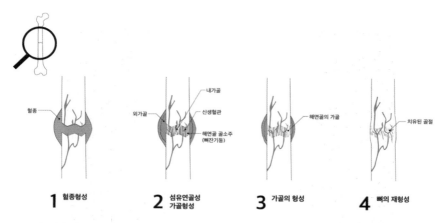

1 혈종형성　　　2 섬유연골성 가골형성　　　3 가골의 형성　　　4 뼈의 재형성

⊙ 골절이 되면 우리 몸은 뼈가 붙도록 스스로 치유한다. 의사는 이러한 '자연치유시스템'이 원활하게 작용하도록 도와주는 역할을 하는 것이다.

그래서 우리 치과에서의 턱관절 스플린트 치료 첫 과정은 30여 분의 자세한 상담시간을 갖는 것이다. 이는 턱관절 질환으로 인한 여러 증상들이 왜 일어나고, 환자의 잘못된 자세나 습관을 어떻게 교정해야 하는지 설명하는 시간이다.

개인적으로 나는 이 상담을 가장 중요하게 여긴다. 우리 몸이 망가진 이유를 찾고, 그 원인을 고치는 것은 환자 본인의 몫임을 이해하도록 돕는다. 내 몸을 괴롭히고 있는 원인을 찾아 스스로 바른 자세와 나쁜 습관을 고치고 내 몸의 밸런스를 찾아 치유하게 하는 것이다.

환자가 스스로 해야 할 부분이 있고, 의사가 해야 할 부분이 있다. 각자가 자신의 몫을 잘 해내야 시너지 효과가 나는 것이고, 우리 치과 환자들의 건강이 많이 좋아지는 이유가 바로 여기에 있다.

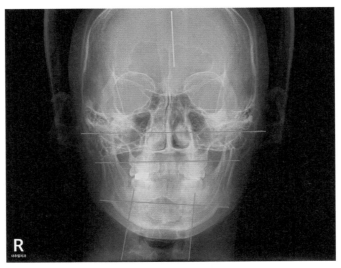

◑ 턱이 기울어지면, 근육과 인대로 연결된 목뼈 또한 기울어지게 된다(R이 환자의 오른쪽).

나쁜 환경으로 인하여 질병이 생겼는데, 원인이 되는 환경에는 변화를 주지도 않고 증상만 없애려는 것은 미봉책에 지나지 않는다.

예를 들어, 대부분의 사람들이 두려워하는 암의 원인 역시 복합성을 띄고 있다. 예기치 못하게 암에 걸려 암을 제거하는 수술을 받고 항암치료를 통해 회복이 된다고 한들, 복합적인 발병 원인이 내재된 환경을 개선하지 않고 예전의 생활습관으로 돌아간다면 암은 언제든 재발될 수 있다.

따라서 스스로 나쁜 환경을 개선하고, 좋은 습관을 가지도록 노력을 해야 한다.

1장 06
'안면비대칭' 좌우 턱관절의 불균형, 그로 인한 두통!

"나는 그저 좋아서 웃었을 뿐인데, 이것이 남들에겐 비웃는 것으로 보여서 여러 번 오해를 샀다."

가수 양희은 씨가 어느 TV 프로그램에서 한 이야기다. 어릴 때 앓은 소아마비 후유증으로 얼굴의 반이 마비되어 비대칭이 나타났다는 것이다.

그러나 큰 병을 앓지 않았고, 사고가 나지 않았음에도 얼굴이 비뚤어진 사람들도 많다. 대부분 턱관절 질환으로 한쪽이 좀 더 짧아져서 나타나는 증상이다. 그래서 안면비대칭의 원인을 턱관절 질환이라고 하는 이유이다.

안면비대칭은 얼굴 **뼈** 혹은 얼굴 근육의 좌우 균형이 맞지 않거나 대칭이 되지 않는 경우를 말하는데, 여기서 우선, **얼굴 좌우가 완전히 대칭인 사람은 거의 없다**는 점을 알아둘 필요가 있다.

어떤 경우 외관상으로는 비대칭이 심하지 않은데, 막상 X-Ray를 찍어 보면 도드라져 보이기도 한다. 얼굴뼈를 감싸고 있던 피부와 근육 등 연조직이 사라졌기 때문이다.

그래서 나는 간혹 우스갯소리로 '얼굴 살이 빠지지 않게 신경 쓰라.'고 말하곤 한다.

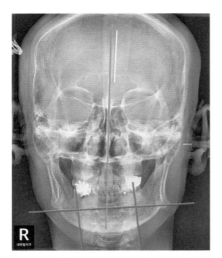 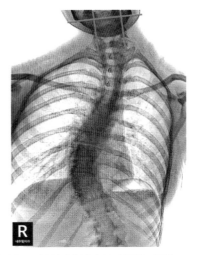

○ 턱관절이 한쪽만 닳아 짧아지면 턱이 기울어지면서 경추도 기울어지게 된다. 우리 몸의 기둥인 척추의 시작인 경추가 기울어지면 척추 전체에 그 영향이 미친다(하행성 척추질환).

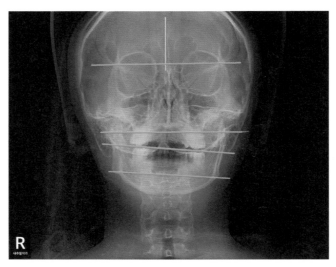

○ 아래턱 비대칭이 계속 진행되면, 위턱도 비대칭이 시작되고 상하악비대칭 즉, 양악비대칭으로 발전하게 된다. 이 환자의 경우 경추 기울기가 일반적인 패턴을 따르지 않는다. 이런 경우를 Non Smooth Pattern이라 한다.

요즘은 미적인 문제로 고민하는 사람들이 많은데, 안면비대칭 역시 그런 고민거리 중 하나임은 분명하다.

그런데 보통 턱관절 질환의 증상(두통, 이명, 목·어깨 결림 등)이 크게 나타나지 않는 경우에는 외적으로 보이는 결과물만 해결하려고 한다.

근본적으로는 안면비대칭이 진행된, 즉 턱관절 질환이 진행된 원인을 찾아서 진행을 멈추게 하는 것이 우선인데, 현실은 수술을 통해 겉으로 보이는 대칭만 맞추려 한다. 이럴 경우 시간이 지나면 또 다시 안면비대칭이 진행된다.

물론, 비대칭이 심한 경우에는 수술로 교정을 해야겠지만, 수술을 하든 안 하든 원인을 치료하는 것이 우선이다. 그렇지 않으면 턱관절 질환의 제반증상인 두통, 편두통, 목·어깨 결림, 어지럼증, 저작 장애 등에 시달리게 된다.

모든 것은 처음으로 되돌리기가 어렵다. 하지만 안면비대칭을 감지했다면, 적어도 진행되는 속도를 늦추거나 멈추게 해야 한다.

적극적인 치료로 조금이라도 회복되면 좋겠지만, 쉬운 일은 결코 아니다.

나쁜 습관에서 비롯된다.

안면비대칭의 원인은 선천적인 것과 후천적인 것으로 나눌 수 있다.

선천적으로 얼굴뼈의 좌우가 비정상적으로 태어났거나, 유전 등의 가족력(가족이나 가까운 친척들의 의학적 내력)으로 좌우가 비정상적으로 성장하거나, 태아 때부터 얼굴 한쪽 신경이 바르게 발달하지 못할 수도 있다. 또한, 척추와 두개골의 형태가 비대칭적으로 성장해 정도가 심해지기도 한다.

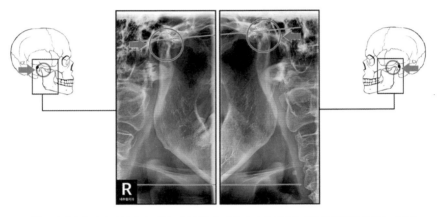

🔵 한쪽 턱관절이 많이 닳았지만, 하부 기준선은 수평에 가깝기 때문에 외관상 안면비대칭이 드러나 보이지 않기도 한다.

대부분의 안면비대칭은 후천적인 원인으로 발생한다. 턱을 괴거나, 음식을 한쪽으로만 씹거나, 엎드려 자거나, 이를 꽉 무는 등 잘못된 습관이 주요 원인이다.

즉, 나쁜 자세와 습관 때문에 한쪽 턱관절에만 압력이 가해지면서 발생하는 것이 대부분으로, 이것이 지속되면 한쪽 턱관절이 닳아 길이가 짧아지면서 얼굴이 비대칭으로 나타나게 되는 것이다.

이렇게 나타나는 안면비대칭은 얼굴에 외상을 입었거나 선천적인 기형이 있는 경우를 빼고는 거의 대부분 아래턱이 먼저 비뚤어지면서 시작된다. 특히, **만 6~12세 즉, 초등학생 무렵에 주의해야 한다.**

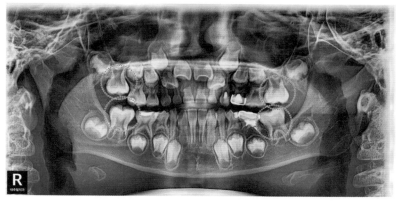

◐ 영구치인 제1대구치가 자리 잡고 난 후에, 유구치들의 교환이 시작된다.

유치(젖니)는 위아래 10개씩 총 20개이고, 영구치는 28개(제3대구치인 사랑니를 제외한)이다. 아기일 때는 악골(턱뼈)이 작아서 유치가 위아래 10개씩만 있다.

악골이 자라면서 유치 뒤에 제1대구치와 제2대구치가 두 개씩 나와(상하좌우 총 8개) 영구치가 유치보다 8개 더 많다. 즉, 상하좌우 총 8개의 어금니는 딱 한 번만 나온다.

이 영구치 중 제일 중요한 제1대구치(첫 번째 어금니)가 만 6세 때쯤, 유치가 아직 빠지지 않았을 때 유구치 뒤쪽에서 나오기 시작하고, 위아래 자리를 잡으면 비로소 유치가 빠지면서 교환시기가 시작된다.

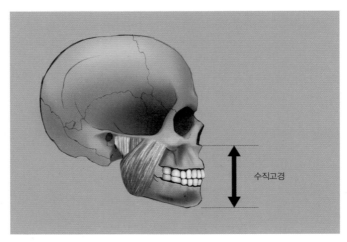

수직고경

🔵 수직고경은 상하악 한 점씩을 기준으로 정한다.

이렇게 되는 이유는 제1대구치가 일종의 '기준'이기 때문이다. 제1대구치가 가장 먼저 자리를 잡아 상악(위턱)과 하악(아래턱)의 수직고경(높낮이, Vertical Dimension)을 정하면 그것에 맞춰 나머지 영구치가 자란다.

앞니부터 20개의 유치가 빠지고 영구치가 나오는 '교환'이 진행된다. 상악 송곳니는 제일 늦게 나오기 때문에 간혹 나올 공간이 부족해 덧니가 되기 쉽다.

유치와 영구치의 교환이 다 끝나는 평균 만 12세에 제2대구치가 나온다. 그렇기 때문에 위아래 교합의 안정화가 진행되는 시기는 만 6세~12세 사이로, 구강구조에 가장 큰 변화가 생기는 시기이며 선천적으로 발생하는 얼굴뼈의 부정교합을 발견할 수도 있는 시기이다.

이렇게 중요한 시기에 턱을 괴거나 엎드려 자는 습관이 있다면 어떻게 될까? 압박을 받은 턱이 반대 방향으로 비뚤어지면서 새로 나오는 영구치의 치열에 좋지 않은 영향을 끼친다. 교합도 비뚤게 맞물리게 되는데 한번 어금니 교합이 비뚤여 맞물리면, 치아교정을 하지 않는 한, 스스로 회복되기가 힘들다.

옛 어른들이 "턱을 괴지 마라!"고 하신 이유에는 다 이런 과학적 근거가 있는 셈이다. 따라서 부모는 자녀가 초등학교에 입학할 무렵 아이의 평소 자세를 잘 관찰하고, 잘못된 습관을 바로잡아줘야 한다. 특히, **아이 치아의 위아래 중심선이 맞는지 틈틈이 관심을 기울여야** 할 것이다.

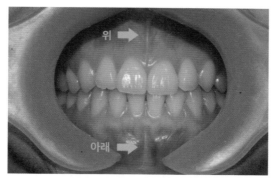

⊙ 턱의 중심선은 입술 쪽으로 이어진 순소대를 기준으로 한다. 보통 치아의 중심선과 일치하지만, 치아가 비뚤어진 경우에는 맞지 않기 때문이다.

안면비대칭은 '진행형'

안면비대칭은 좌우비대칭과 상하비대칭, 이 두 가지로 나눌 수 있다. 턱은 3차원 운동을 하기 때문에 전후비대칭도 존재하기는 한다. 하악이 과하게 앞으로 나왔을 경우에는 하악전돌증(주걱턱), 하악이 너무 작아서 안으로 밀려들어갔을 경우에는 하악후퇴증(왜소악, 무턱)이라고 하는데, 일반적으로 이를 '비대칭'이라 표현하지는 않는다.

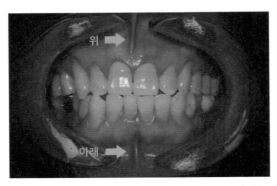

🄳 위아래 순소대가 맞지 않은 경우에는 사진에서 보듯이 아래턱이 틀어지며 좌우 비대칭이 생기게 된다. 사진은 좌측으로 '좌우비대칭'을 보여준다.

좌우비대칭은 얼굴의 중심선이 맞지 않고 틀어진 경우다. 위쪽 앞니와 아래쪽 앞니의 중심선이 어긋나 있으므로 쉽게 확인할 수 있다. 정확히는 치아의 중심선이 기준은 아니다. 치아는 뼈에 박혀 있고, 비뚤어질 수 있기 때문에 치아의 중심선은 뼈의 중심선과 일치하지 않을 수 있다.

좀 더 정확히 확인하려면 입술과 앞니 사이의 순소대를 비교해 보면 된다. 상악(위턱)자체가 틀어진 경우는 드물고, 매달려 있는 하악 즉 아래턱이 틀어진 경우가 대부분이다. 그래서 위턱 순소대를 기준으로 아래턱 순소대가 좌우 어느 쪽으로 변위되어 있는지를 보면 된다.

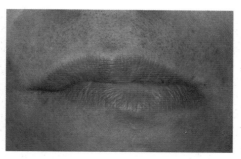

🔘 좌측으로 '좌우비대칭' 시, 아랫입술도 좌측으로 비뚤어져 보인다.

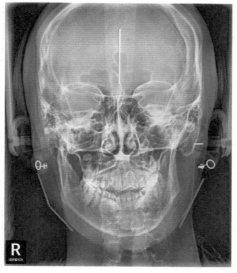

🔘 좌우비대칭 환자들은 외관상으로도 턱의 크기가 달라 보이는데, 좌측으로 틀어진 경우 좌측 턱관절이 닳아 짧아지면서 올라가기 때문에 작아 보이지만, 반대편인 오른쪽은 두툼하고 내려온 것처럼 보인다.

이런 경우 아랫입술의 도톰한 부분이 변위(틀어진 쪽)된 쪽으로 치우치게 되어 시각적으로 비대칭을 느낄 수 있다. 또 턱의 중심선이 틀어져 그 반대쪽 하악각(아래턱 각진 부분)이 더 튀어나와 보인다.

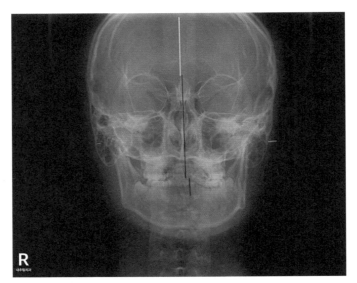

◑ 좌측으로 좌우비대칭 X-Ray 사진

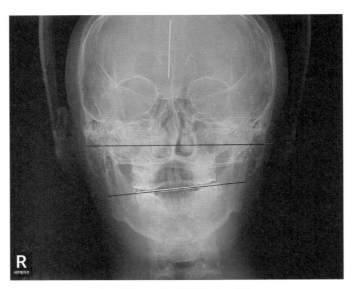

◑ 좌측으로 상하비대칭 X-Ray 사진

상하비대칭은 보통 좌우비대칭이 진행되어 나타난다.

왼쪽으로 변위되어 좌우비대칭이 진행되는 환자는 좌측 턱관절이 압박을 더 받게 되고, 관절머리가 닳아 짧아지게 된다. 그러면 짧아진 쪽으로 상하비대칭이 시작된다.

또는 편측 저작 등의 습관으로 한쪽 턱관절의 마모가 유난히 심해진 경우가 있는데, 이 경우에는 중심선은 맞기 때문에 좌우비대칭을 확인하지 못하는 경우가 많다.

상하비대칭은 귀 끝에서 턱 끝까지의 길이가 짧아 보이고, 정면에서 보면 얼굴이 한쪽으로 기울어져 있다. 그리고 짧아진 쪽에 비해 그 반대편 턱 주변이 더 두툼해 보인다. 좌우비대칭과 마찬가지로 하악각이 더 커 보인다.

입술의 특징은 짧아진 쪽 입 꼬리가 웃거나 말을 할 때 또는 가만히 있을 때에도 대부분 올라간다는 것이다.

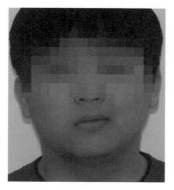 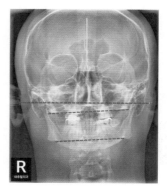

◐ 상악과 하악비대칭 즉 양악비대칭, 왼쪽 입 꼬리가 올라가고, 콧방울도 올라가 보인다.
 X-Ray에서는 경추도 기울어져 있다.

이유가 무엇이든 한 번 비대칭이 시작되면 원인을 교정하지 않는 한 멈추지 않는다. 앞서 말한 것처럼 얼굴의 좌우대칭이 완벽한 사람은 없다. 그렇다고 육안으로 확인할 수 있는 비대칭을 그냥 방치하면 계속 진행될 확률이 높다.

비대칭이 시작된 원인을 교정해 주지 않는 한 대부분 안면비대칭은 계속 '진행형'일 것이다. 턱관절은 음식을 섭취하기 위해 계속 움직여야 하기 때문이다.

한쪽으로 좌우비대칭이 있는데 계속 음식을 씹으면 이미 틀어진 상태에서 계속 압박이 전해지기 때문에 좌우비대칭이 상하비대칭으로 전이된다.

또는 그 반대현상이 나타난다.

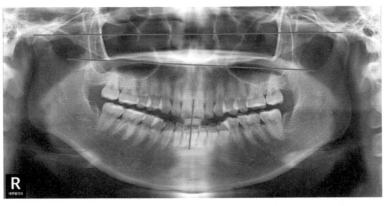

◐ 아래턱의 중심이 한쪽으로 틀어지면, 틀어진 쪽으로 턱관절이 압박을 더 받게 되므로 관절과두가 짧아지고, 반대쪽은 따라오며 관절과두의 측면이 닳아 가늘어진다. 이런 경우, 턱관절 머리가 틀어진 쪽은 난쟁이가 되고, 반대쪽은 홀쭉이가 된다고 설명한다.

좌우비대칭 없이 상하비대칭만 생긴 경우 초기에는 겉보기에 큰 차이가 없다. 하지만 좌우비대칭이 먼저 생기고 증상이 악화되어 상하비대칭까지 일어난 경우에는 미관상 더 좋지 않다.

게다가 하악비대칭(아래턱비대칭)뿐만 아니라 상악비대칭(위턱비대칭)도 진행되어 상하악비대칭 즉, 양악비대칭으로 발전하게 된다.

아주 심한 경우 눈과 눈썹의 위치도 밀려 올라가 안경을 쓰면 안경테가 한쪽으로 기울어지기도 한다.

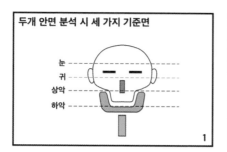

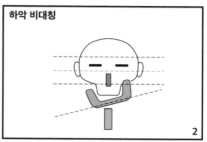

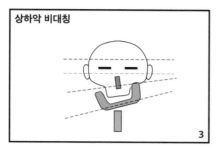

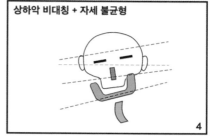

💧 안면비대칭의 진행 단계

안면비대칭의 진행을 멈추게 하자!

"모든 건 되돌리기 힘들다."

보통 성인이 음식을 씹을 때마다 치아에는 80kg~100kg이나 되는 큰 힘이 가해진다고 한다. 밧줄을 입에 물고 자동차를 끄는 차력사의 괴력을 이해할 만 하다.

이런 엄청난 힘이 하루에 수천 번씩 가해지니 한 번 무너진 축이 자력으로 회복되는 것은 거의 불가능하다. 그러므로 나쁜 자세와 습관들을 교정하여 일단 더 진행되는 걸 늦추거나 멈추게 하자.

요즘은 외모에 크게 신경을 쓰지 않던 사람들도 사회 분위기나 취직 등을 고려해 외모에 관심을 기울이게 된다. 그래서 대학졸업이나 취업을 앞둔 사람들도 우리 치과를 많이 찾는데, 대부분 이미 턱이 다 틀어진 상태라 방법을 찾기가 쉽지 않다. 그래서 너무 늦기 전에 미리 진행을 막고, 교정을 하는 것이 중요하다.

턱관절 질환이 오래 진행된 상태라면, 그 진행을 막는다 해도 미관상 좋지 않아 수술이 불가피할 수도 있기 때문이다.

수술 하지 않고 안면비대칭을 교정하는 방법에 대해서 생각해 보자.

선천적인 기형이나 외상(사고)으로 인한 변형, 안면손상, 또는 너무 어릴 때부터 진행된 안면비대칭은 비록 미관상으로는 보기 안 좋지만, 주위 조직이 비대칭에 적응되어 기능상으로는 불편함이 없는 경우가 많다.

이 경우에는 교정이 힘들다. 또 한쪽 턱관절이 너무 많이 닳아서 생기는 상하비대칭의 경우에도 교정으로는 회복하기가 힘들다. 이미 짧아진 뼈가 재생되지 않기 때문이다.

이에 비해 좌우비대칭은 좌우 근육의 복원력(원래 위치로 돌아오려는 힘)이 있는 경우 어느 정도의 교정이 가능하다.

교정이 된다는 것은 하악이 중심축에 맞게 이동한다는 것이고, 위아래 교합(치아의 맞물림)이 맞지 않게 되기 때문에 치아교정이 필요하게 된다. 즉, 중심축에 맞게 움직였으니 그에 맞춰 새로 교합을 형성해 주어야 한다.

또한, 뼈를 움직이는 근육들의 밸런스가 좋은 위치로 가려고 하는 힘이 남아있는 것이 중요하다. **그래서 대체로 나이가 어릴수록 치료 효과가 더 좋게 나타난다.**

어떤 질환이든 가장 안전하고 자연스러운 치료법은 우리 몸이 지니고 있는 '자가치유능력'을 활용하는 것이다.

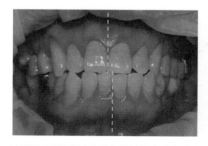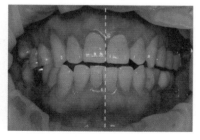

⊙ 좌우비대칭 환자의 경우 중심선이 맞게 아래턱을 움직이면 위아래 교합이 뜨게 된다. 그래서 좌우비대칭이 교정되면, 치아교정을 통해 교합을 맞춰주어야 한다.

안면비대칭의 가장 좋은 치료법 역시 턱관절이 스스로 제자리를 찾게 돕는 것이다. 하지만 앞서 말한 것처럼 음식을 씹는 활동이 하루에도 수천 번 반복되기에 턱관절 혼자 제자리를 찾기가 어렵다.

그러므로 이때 PR스플린트(Primary Repositioning Splint)를 제작해 착용하는 치료를 하게 된다. 스플린트를 끼고 밥을 먹으면서 큰 근육인 씹는 근육(교근)에 변화가 오게 되고, 원래의 위치로 돌아가려 하는 것을 스플린트가 도와주는 것이다.

턱관절이 조금씩 제자리를 찾아가면 스플린트의 높이를 거기에 맞춰 조절하는 과정을 반복한다. 이는 턱관절이 한 발짝 떼면 그 다음 발짝도 쉽게 뗄 수 있도록 길을 미리 닦아주는 것이다.

상하비대칭 치료도 마찬가지다. 물론 스플린트를 낀다고 해서 이미 닳아 있는 턱관절이 재생되지는 않는다.

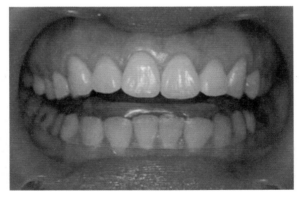

◑ 어릴수록 좌우비대칭 교정의 효과가 좋다. PR스플린트를 착용하자마자 중심선이 맞는 경우도 있다.

다만, 밀려올라간 관절머리가 내려올 수 있는 공간을 만들어 주어 조금이라도 상하비대칭 정도를 줄여보려는 것이다. 이때 반대쪽은 교합을 유지하는 것이 중요하다.

증상이 일어난 쪽 턱관절은 제자리를 찾아 움직이게 하고, 반대쪽은 교합이 그대로 유지되게 하는 것이 핵심이다.

복잡하게 움직이는 아래턱의 좌우교합을 서로 다르게 조정하는 것이 쉽지 않다.

스플린트만 끼운다고 해서 해결되는 것이 아니다. 교합조정이 정확하게 이루어지지 않으면 환자의 통증이 심해질 수도 있으며, 없던 두통이나 이명 등의 증상이 생길 수도 있다.

상하비대칭은 치료과정도 힘들지만, 만족할 만한 결과를 얻기도 힘들다.

또한, 환자 본인도 나쁜 자세를 교정하려는 노력을 해야 한다. 후천적인 안면비대칭은 앞에서 말한 바와 같이 대부분 나쁜 자세에서 비롯된다. 잘못된 자세를 고쳐 몸 전체의 균형을 바로잡으려는 환자의 노력 없이 의사의 스플린트 치료만으로는 한계가 있다.

그러나 환자가 생활습관 교정 노력과 바른 자세로 운동을 꾸준히 하여, 교정 치료 후에도 좀 더 좋아진 모습을 보여주는 경우도 많다.

턱관절은 유일한 3차원 관절운동

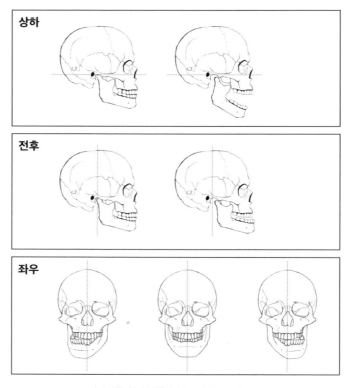

○ 턱관절은 상하/전후/좌우 3차원으로 움직인다.

아래턱뼈는 마치 그네처럼 머리뼈에 매달려 2차원적인 회전운동을
할 뿐만 아니라, 앞으로 밀려나왔다가 다시 제자리로 찾아들어가는

움직임도 가능하다.

입을 벌리고 다물기, 앞으로 내밀거나 당기기, 좌우로 움직이기 등 3차원으로 움직이는 관절은 우리 몸에서 턱관절이 유일하다. 상하, 좌우, 전후로 모두 움직일 수 있는 것이다. 턱관절은 귓구멍 바로 앞에 있어서, 입을 벌릴 때 손가락 끝을 그 부위에 갖다 대면 움직임을 느낄 수 있다.

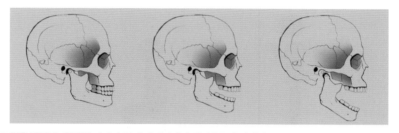

○ 입을 벌리면, 턱관절 머리가 먼저 제자리에서 회전운동만 하다가, 앞으로 이동하면서 크게 벌어지게 된다. 그래서 개구장애가 있어도 약간은 입이 벌어진다.

이런 턱관절의 특성 때문에 위쪽 어금니와 아래쪽 어금니가 서로 어떻게 맞물리느냐가 굉장히 중요하다. 위아래 치아의 맞물림 즉, 교합에 따라 턱관절의 3차원 운동이 좌지우지되기 때문이다.

문을 열고 닫을 때 관절의 역할을 하는 경첩과 그것에 연결되어 있는 문을 생각해 보자.

문에 사람이 매달리는 등 심한 충격이 가해지면 단순히 문만 망가지는 것이 아니라 경첩까지 틀어지게 된다. 그러면 문이 잘 닫히지 않는 것은 당연하거니와 문틀까지 손상을 입을 수 있다.

　간혹 문틀이 망가져 거기에 붙어있던 경첩도 망가지고, 덩달아 문까지 엉망이 되는 경우도 있지만 대부분은 문이 틀어져 경첩과 문틀까지 영향이 미친다. 단순히 열고 닫는 1차원 운동을 하는 문의 경우에도 경첩과 문틀 전체에까지 영향을 주는데, 하물며 3차원 운동을 하는 턱관절은 어떨까?

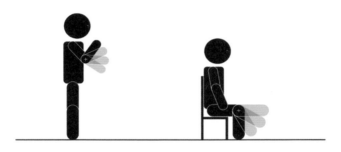

ⓞ 팔꿈치와 무릎은 1차원 관절운동

　무릎과 팔꿈치 같은 1차원 관절은 한 방향으로 움직이기 때문에 운동에 한계점이 있어서 직선운동을 할 때 최대운동이 제한된다.

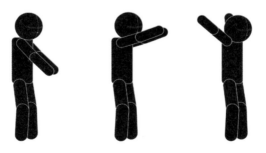

ⓞ 회전운동을 하는 관절은 2차원 관절운동을 하는데, 턱관절처럼 나왔다 들어가지는 않는다.

어깨나 손목 같은 2차원 관절은 가로와 세로로 좀 더 복잡하게 움직인다. 많은 근육이 연결되어 잡아주기 때문에 문제가 생겼을 시 치료가 복잡하고, 예후 역시 마찬가지이다.

다른 관절들 보다 입체적으로 움직이는 3차원 관절은 본래 자리에 안정적으로 머물고, 이탈되는 것을 막기 위해 인대와 근육이 더 복잡하게 운동한다. 이런 특성 때문에 이상 증상이 늦게 나타나면 나타날수록 치료가 어려워진다.

턱관절 질환은 대개 연골인 디스크가 빠지면서 시작되는데, 디스크 전방 부위에는 신경이 분포되어 있지 않다. 따라서 환자 본인이 초기 증상을 느끼지 못하기 때문에 이미 많이 틀어진 후에야 발견하게 되고, 그래서 원래 위치로 돌려놓으려 하면 어려움이 따르기 마련이다.

턱관절 치료는 밸런스를 3차원으로 맞추는 것이 최대의 난점으로, '난치'니 '불치'니 하는 말들이 나오는 것도 그 때문이다.

3차원 운동을 하는 턱관절은 관절과두(움직이는 아래턱머리)가 원래 위치로 돌아오게끔 균형을 잡기가 무척 어렵다.

한 가닥 줄에 의지해 허공 위를 걷는 외줄타기 만큼이나 다각도의 섬세함을 필요로 한다.

외줄 위에 오르는 사당패의 어름사니(남사당패에서 줄을 타는 사람들 가운데서 최고참 우두머리)는 살펴야 할 것이 한두 가지가 아니다.

묶여 있는 줄의 팽팽한 정도, 그날의 기온과 습도, 시시때때로 달라지는 바람의 방향, 본인의 신체적 그리고 심리적 상태까지 모든 것을 동시다발로 세심하게 살펴야만 한다.

그래야 무사히 공연을 마칠 수 있기 때문이다.

ⓞ 외줄타기는 3차원으로 균형을 잡아야 하기에 힘들다.

우리 몸에서 일생 동안 가장 많이, 가장 다양한 변화를 맞이하는 것이 바로 치아다. 우리 몸에서 사고가 나지 않았는데 저절로 썩고, 깨지고, 닳고, 빠지는 건 치아밖에 없다.

세균에 의해 썩고, 이갈이 등으로 닳고, 외상으로 부러지며, 때론 비뚤게 나기도 한다.

위아래 어금니 역시 예외는 아닌데, 이로 인해 가장 큰 희생을 당하는 것이 턱관절이다. 턱관절은 그 자체로는 아무런 변화가 없어도, 위아래 어금니의 맞물림 상태나 주변 근육에 의해 희생당하고 있는 것이다.

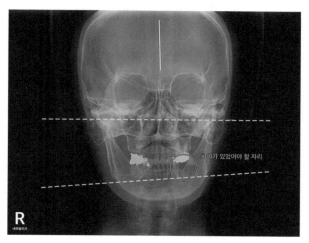

○ 왼쪽 치아 결손으로 인해 어금니 교합이 무너지고, 왼쪽 턱관절이 귀 쪽으로 밀려 올라가며 상하비대칭이 진행된다.

턱관절의 또 다른 특성은 좌우 관절이 분리되어 있지 않고, 좌우가 항상 함께 움직인다는 것이다. 그래서 턱관절은 전체를 하나의 관절로 보는 것이 타당하다.

턱관절 질환의 증상이 한쪽에만 나타났더라도 검사해 보면 양쪽이 같이 망가지고 있는 것 또한 그 이유이다. 이렇게 좌우가 같이 움직이기 때문에 아래턱을 움직이는 좌우 근육들의 밸런스가 매우 중요하다. 좌우의 씹는 근육들이 동시에 힘을 쓰면 그 힘이 극대화된다.

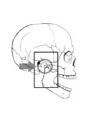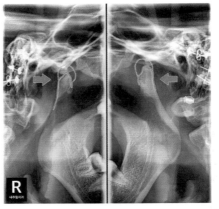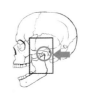

💿 턱관절은 양쪽 관절이 같이 움직이므로 정도의 차이는 있지만 양쪽 모두 마모가 관찰된다.

하지만 좌우 근육들의 밸런스가 깨진 상태에서 움직이면 최고의 힘을 내지 못할 뿐만 아니라 오히려 밸런스를 깨뜨리는 원인이 될 수 있다.

그로 인해 주변에 연결되어 있는 다른 작은 근육들까지 틀어지기도 한다.

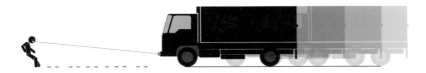

💿 차력사는 차를 끌 때 손대신 어금니로 밧줄을 물어 힘을 준다. 예전에 어머니들이 출산할 때 힘을 주기 위해 천으로 감은 나무 막대를 무는 것과 같은 이치이다.

턱의 힘 즉, 악력은 엄청나다. 차력사들이 대형 트럭이나 기차를 끌 때 밧줄을 손으로 당기는 것이 아니라 어금니로 물고 끌어당긴다. 이때, 힘을 받쳐주는 것은 목뼈이다.

따라서 턱의 좌우균형이 무너졌을 때, 그것을 받쳐주는 목뼈도 덩달아 틀어지게 된다.

턱관절 질환 환자들은 관절 자체의 문제보다 턱관절 주변에서 나타나는 '근긴장성 두통'과 '목·어깨근육의 결림' 등의 증상들을 가지고 있는데, 나는 그것을 '**턱관절 주위 근육통**'이라고 한다.

그런데 이런 만성적인 제반증상들은 우연찮게 치과에 내원했다가 알게 된다. 입을 벌릴 때마다 턱에서 소리가 나거나, 입을 벌리기 힘든 개구장애 또는 씹는 근육의 일시적인 통증으로 내원을 했다가 '턱관절 질환'과 연관되었다는 설명을 들으면 놀라기도 하지만 대부분 못 미더워 한다.

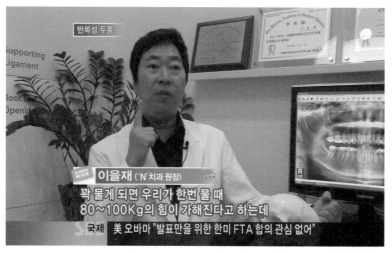

🔴 자주 반복되는 근긴장성 두통에 대하여 인터뷰 하고 있는 저자. (SBS-TV 캡처)

우리는 TV나 인터넷 등을 통해 무언가를 반복적으로 접하게 되면 그것을 진실이라 믿게 된다. 그런데 매스컴에서 턱관절 질환에 대해 정확하게 개념을 잡아주는 경우는 극히 드물다. 수박 겉핥기식이 대부분이며 원인과 증상 그리고 해결방법에 대해 자세히 전하지 않는 편이다. 그러니 사람들은 당연히 '턱관절 질환'이 생소하고, 자신이 그것 때문에 증상을 앓고 있다는 사실 역시 믿기지가 않는 것이다.

이렇듯 하나의 문제가 점점 커져 몸 전체의 문제로 이어질 가능성이 높은데 그건 턱관절뿐만이 아니다. 신체의 밸런스가 무너져 걸을 때마다 한쪽 발바닥에 무게가 과하게 실려 생기는 '족저근막염' 역시 그런 경우이다.

이때 제일 먼저 밸런스가 깨진 원인을 찾아야 하는데, 단순히 아픈 부위만 치료하면 증상을 완화시키는 것밖에는 되지 않는다.

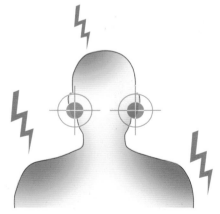

🌀 턱관절에서 시작된 근육의 틀어짐으로 인해 근긴장성 두통 및 목과 어깨의 결림이 유발된다.

원인을 치료하지 않았으니 증상이 다시 나타나는 것은 당연하다. 턱관절도 관절 자체의 증상은 없더라도 씹을 때 좌우 균형이 틀어져 주변의 다른 근막과 근육을 자극해 연관통(연관된 부위에 나타나는 통증, Referred Pain)이 생긴다.

우리 몸은 3차원으로 움직인다. 걷거나 움직일 때 3차원적으로 모든 근육과 관절들이 균형을 유지하게끔 되어 있다.

만일, 오른 발바닥에 가시가 박혀 있다면 걸을 때마다 균형이 깨지게 된다. 오른 발바닥이 불편하니 왼발에 힘을 더 주게 되고 양 무릎에 가해지는 하중이 달라지고, 골반이 틀어지며 척추까지 변형이 오게 된다(상행성 척추질환).

물론, 실제로 그런 일은 드물다. 가시 박힌 발바닥에 통증이 가해지면 가시를 제거하면 된다.

그러나 턱관절은 신경분포가 적다는 걸 상기해야 하며, 이상 증상을 초기에 알아차리기가 어렵고, 또한 턱관절은 관절 중에서 유일하게 3차원으로 움직이기 때문에 두개골을 포함하여 턱 주변의 많은 부위에 큰 영향을 끼칠 수밖에 없다.

이 말은 턱관절의 밸런스를 잘 잡아서 유지해 준다면 주변에 연결되어 있는 많은 근육들과 관절들 또한 안정된다는 의미이기도 하다.

자연스레 근육들의 긴장이 풀어지면서 통증에서 벗어날 수 있다. 단, 앞서 말했듯 턱관절은 3차원으로 움직이는 관절이기에 균형을 잡기가 쉽지 않고, 관절 자체에 신경통증이 거의 없으므로 환자가 턱관절의 이상을 눈치 채지 못한다는 것이다.

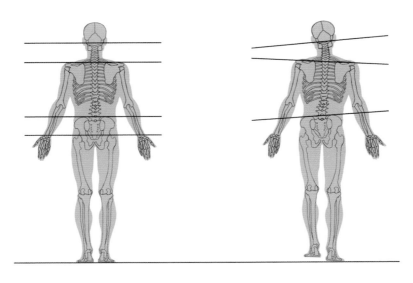

🔊 전신 밸런스. 위로는 교합평면, 아래로는 발바닥이 균형 잡혀야 한다.

이 책을 통해 환자가 자기 자신의 몸 상태에 대해 하나 둘 알아가고, 거기에 따른 치유법을 스스로 찾아가는 것이 나의 바람이다. 내 몸 어딘가가 불편한데, 그 이유도 모르고 무턱대고 의사에게만 의지하는 것은 답답한 일이다. 상태가 호전된다 해도 무엇 때문에 좋아졌는지를 모르면 답답함만 커지고, 또다시 증상이 나타날까 불안할 수밖에 없다.

 턱관절과 더 나아가 모든 관절들의 기본원리를 이해하고 증상은 어떻게 나타나는지, 관절을 위해 자신이 무엇을 해야 하는지 아는 것. 그래서 문제가 더 생기기 전에 미리미리 내 몸을 내가 지키고 관리하는 것이 환자의 현명한 행동일 것이다.

누구나 앓고 있지만 아무도 눈치채지 못하는 턱관절 질환

통계적으로 보면 점점 턱관절 환자가 늘어나고 있다고 한다. 국민건강보험공단이 지난 2010년부터 2015년까지 건강보험 지급자료를 분석한 결과 '턱관절 질환'으로 진료를 받은 환자는 2010년 25만 명에서 2015년 35만 명으로 40.5%나 증가했다고 한다.

이는 매우 빠른 증가 추세이다. 그러나 나는 이런 결과가 그다지 놀랍지 않으며, 턱관절 환자는 앞으로도 계속 늘어날 것으로 생각한다. 정확히는 '턱관절 질환으로 병원을 찾는 이들'이 늘어날 것이다. 왜냐하면 현대인은 이미 대부분 턱관절 질환을 갖고 있기 때문이다.

일반적으로 알려진 바로는 현대인의 40%가 턱관절 질환을 앓고 있다고 한다. 그러나 20여 년 동안 턱관절에 관해 연구하고 진료해온 임상의사로서 나는 **'현대인 대부분이 턱관절 질환을 지니고 있다.'**라고 생각한다. 다만, 경미하거나 초기에는 턱관절 자체에 증상이 발현되지 않아 몸으로 느끼지 못하는 경우가 많을 뿐이다.

'현대인'이라 한정하는 이유는, 과거에는 지금처럼 턱관절 질환 환자가 많지 않았을 것이기 때문이다.

언뜻 예전 사람들은 거친 음식을 먹었기에 턱관절에 힘이 더 세게 가해져 턱관절 질환을 많이들 앓지 않았을까 하고 생각할 수도 있을 것이다.

그렇다면 왜 과거에 비해 부드러운 음식을 먹는 현대에도 턱관절 질환은 증가 추세일까?

그럼 지금부터 과거와 현재의 어떤 차이가 턱관절 질환의 요인이 되었는지 우선 점점 퇴화해 가고 있는 사랑니부터 살펴보자.

정말 사랑니는 사랑처럼 아픈 것일까?

사랑니는 첫사랑을 할 무렵쯤 나기 시작하고, 사랑을 할 때처럼 아프다고 해서 '사랑니'라는 이름이 붙여졌다고 한다. 그런데 사랑니는 정말 아플 수밖에 없을까?

지난 2011년 영국 켄트 대학 연구진이 이유를 밝혀냈다. 사랑니의 통증은 달라진 식습관 때문이라고 한다.

우리 조상들은 지금보다 거친 음식을 먹어왔는데, 주로 사랑니(제3대구치)를 포함한 세 개의 어금니(상하좌우 총 12개 어금니)로 오래 씹어서 삼켰고, 그런 이유로 자연스럽게 턱뼈가 넓게 발달했다.

하지만 지금은 부드러운 음식을 먹어서 상대적으로 턱뼈가 덜 발달하게 되자 턱이 좁아져서 얼굴이 전체적으로 작아지고 코가 높아지는 모습으로 변하게 되었다.

세대가 점차 바뀜에 따라 턱은 점점 갸름해지고, 턱뼈가 작아지니, 제일 나중에 나오는 사랑니가 나올 공간이 줄어들었다.

비좁은 공간에 자리를 잡으려니 비뚤어지게 나거나 덜 나오고 매복되면서, 음식물 침착이 잘 되어 잇몸 염증을 일으키게 되었고, 그래서 병명도 '지치주위염(사랑니주위염)'이라 한다.

사랑니 뺄까? 말까?

예전에는 사랑니를 스페어타이어처럼 여기곤 했다. 사랑니 바로 앞어금니가 망가질 경우를 대비해 정상적으로 잘 자리 잡고 있는 사랑니는 굳이 뽑지 않았다.

그런데 문제는 비좁은 공간이다. 가장 나중에 나오는 사랑니가 비좁은 공간에서 정상적으로 자리 잡을 확률은 적기 때문에 사랑니 자체를 발치해야 하는 경우도 있고, 사랑니가 자리를 잡으면서 다른 어금니의 성장과 활동에 피해를 주어 썩거나 치주염에 걸릴 가능성이 있는 경우에도 사랑니를 뽑아 다른 어금니들이 상하는 것을 막아야 한다.

예전에는 마지막 어금니가 없으면 연결해서 보철하기가 힘들어 부분틀니를 해야 했지만 요즘은 임플란트를 하면 되기 때문에 사랑니가 없을 경우에도 걱정할 필요가 없다.

물론 바르게 나와 문제를 일으키지 않는 사랑니라면 잘 관리를 하면서 유지하는 것도 상관은 없다.

사랑니와 턱관절의 관계는?

앞서 말했듯 현대인들은 턱뼈가 좁아져서 사랑니가 제대로 자리 잡기가 힘들다. 왜냐하면 다른 치아들이 모두 자리 잡은 후에 사랑니가 나오기 때문에 끼어들 틈도 없다.

그렇다 보니 반만 머리를 내밀거나 뼈 속에 묻히는 처량한 신세가 되곤 한다. 칫솔이 잘 닿지 않아 관리하기가 힘들다 보니 사랑니 주위에는 염증까지 잘 생긴다.

이렇게 열악한 환경에서 이따금 심술을 부리면서 존재감을 알리는 녀석들이 있다. 뼈 속에 매복된 사랑니가 바로 앞의 어금니 뿌리를 압박해 그 사이에 염증을 일으키는 것이다. 잇몸염증뿐만 아니라 압박한 부위에 충치를 유발하기도 한다.

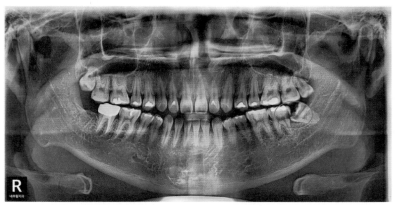

ⓞ 비뚤어진 사랑니가 앞어금니 뒤쪽으로 충치를 유발시키고 있다.

그런데 이런 충치는 겉으로 보이지가 않아 어느 정도의 자각증상 즉, 어금니에 심한 통증이 나타날 때까지 모르고 지나치기가 쉽다. 뿌리 쪽의 충치는 치료하기가 힘들기 때문에 발치를 해야 하는 경우도 있는데, 이렇게 되면 비뚤어진 사랑니(제3대구치) 때문에 턱을 받쳐주고 안정시켜 주는 중요한 어금니(제2대구치)를 잃게 될 수도 있는 것이다.

또한 사랑니가 좁은 자리를 뚫고 나오면서 옆에 있던 다른 치아를 밀어내어 치열을 불규칙하게 만드는 원인이 되기도 한다. 어금니들은 뒤에서 앞쪽으로 미는 힘을 치열에 가한다. 위아래 어금니가 맞물릴 때 그 힘이 더 증가하고, 식사 시 치아 사이에 음식물이 끼지 않게끔 해준다. 현대인들의 사랑니는 자기 자리를 못 잡고 앞으로 기울어져 있기 때문에 붕출력(이가 나오려고 하는 힘)이 지속적으로 바로 앞의 제2대구치(두 번째 어금니)를 민다.

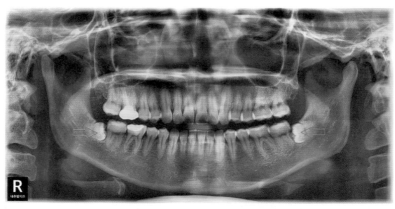

🔹 사랑니가 양쪽에서 치아를 밀면, 뿌리가 하나인 앞니가 틀어지기 쉽다.

아래턱 양쪽 사랑니가 누워서 앞으로 어금니들을 밀면 그 힘은 앞니에 집중이 된다.

그러면 아래 앞니가 앞쪽으로 밀리면서 뒤틀리고, 위 앞니의 안쪽을 치게 된다. 그래서 아래 앞니나 위의 앞니 입천장 쪽 치아 면이 닳기도 한다.

이런 간섭을 회피하려고 아래턱이 뒤로 밀려들어가게 되면서 턱관절 머리(과두)가 머리뼈인 측두골을 압박하게 된다.

이로 인해 디스크가 앞으로 밀려 나오고, 자기 자리에서 이탈한 디스크가 입을 벌릴 때 간섭을 일으키며 소리가 나는데, 이를 '턱관절 잡음'이라 한다.

현대인의 좁은 턱뼈 때문에 고난을 겪는 사랑니의 심술이 턱관절 질환을 일으키는 하나의 요인이 되는 것이다.

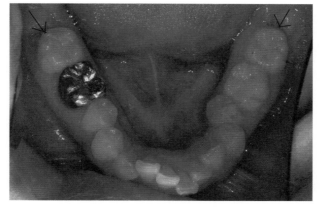

ⓞ 양측 사랑니로 인해 앞니가 비뚤어지고 돌출된다.

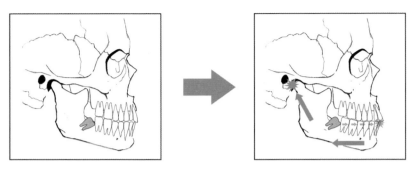

◑ 사랑니로 인해 아래 앞니가 돌출되고, 돌출된 아래 앞니가 위 앞니와 부딪치면 아래턱은 후방으로 밀리며 턱관절을 압박하게 된다.

또한 사랑니 자체의 염증, 그 앞어금니의 충치, 그 사이에 음식물이 껴서 나타나는 불편함 등 다양한 요인으로 인해 반대쪽으로만 씹게 되는 편측 저작이 유발되는 경우도 있는데, 역시 턱관절에 좋지 않다.

과거에 비해 급격하게 늘어난 설탕의 소비량도 무시할 수 없는데, 불과 30년 전과 비교했을 때 설탕의 소비량이 무려 50배나 늘었다고 한다. 그러면서 충치 환자도 증가했다.

충치 때문에 치아가 상하면 윗니와 아랫니의 맞물림에 변화가 생기고, 턱의 위치도 바뀌고, 또한 충치가 없는 쪽으로만 씹게 되어 부정교합으로까지 이어진다.

결국, 이때도 보이지 않게 희생당하는 건 턱관절이다.

이런 구강 내 문제뿐만 아니라, 구강 외적인 문제들이 현대인의 턱관절 질환에 큰 원인으로 작용하고 있다.

뼈는 자기 스스로 움직이지 못한다.

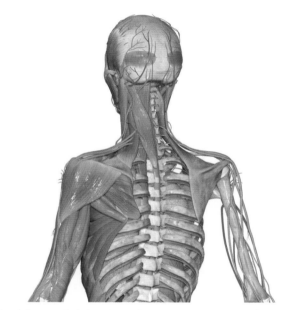

💿 뼈는 자기 스스로 움직일 수 없다. 근육의 밸런스는 관절운동의 중요한 요소이다.

　우리 체형의 기본 구조는 뼈에 의해 만들어진다. 성인의 경우 약 206개의 뼈들이 체계적으로 연결되어 있다. 만약 우리 몸의 기초인 뼈가 없다면 어떻게 될까? 연체동물처럼 흐물흐물해져 지금의 체형과는 전혀 다른 모습일 것이다.

우리 몸의 뼈대를 형성하는 뼈들에게는 타고난 결점이 있는데, 그것은 자기 스스로 움직이지 못한다는 것이다. 위나 심장 등 내장의 운동에 관여하는 내장근을 제외한 대부분의 근육들은 뼈에 붙어 뼈와 관절을 움직이게 하기 때문에 뼈와 관절의 문제는 근육을 배제하고는 생각할 수 없다.

두 개 이상의 뼈가 서로 맞닿아 연결되어 있는 곳을 '관절'이라고 하는데, 관절은 움직이는 방식에 따라 세 종류로 나뉜다.

첫 번째는 자유롭게 움직일 수 있는 관절로 손가락, 무릎, 발목 등의 관절이 여기에 해당하며, 관절 중 유일하게 3차원으로 움직이는 턱관절 역시 여기에 속한다.

두 번째는 등뼈처럼 일부만 움직일 수 있는 관절이다.

마지막으로는 아예 움직일 수 없는 관절이 있는데, 머리뼈가 여기에 속한다. 물론 엄밀하게 따지자면 머리뼈도 움직인다고 할 수 있지만 여기서는 논외로 하기로 한다.

뼈와 근육은 우리 몸의 움직임을 함께 담당하는 운명 공동체로, 서로 영향을 주고받는다. 근육이 오므라들면서 뼈를 잡아당기기도 하고 밀기도 하는데 이런 작용, 즉 근육이 수축과 이완 작용을 할 때 뼈가 움직이는 것이다.

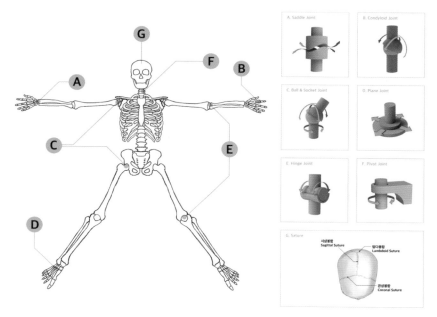

🔵 우리 몸의 다양한 관절과 관절운동

　팔을 접었다 펼 때 다른 쪽 손을 팔꿈치 위아래 근육에 대어 보면 근육들이 불룩하며 움직이는데, 이때 몸의 안쪽 근육을 이두근(알통), 바깥쪽 근육을 삼두근이라 한다.

　팔을 구부리면 안쪽 이두근이 오므라들면서 불룩 튀어나오고, 바깥쪽 삼두근은 늘어난다. 반대로 팔을 펴면 안쪽 이두근이 늘어나고, 바깥쪽 삼두근이 오므라든다. 이런 근육의 움직임을 등장성 운동(Isotonic Exercise)이라고 한다.

　관절의 변화와 함께 근육의 길이까지 변하는 것으로는 입을 벌렸다가 닫는 운동이 여기에 속한다.

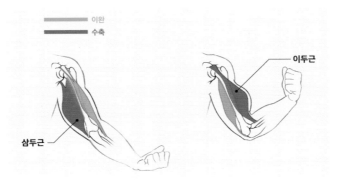

🔵 이두근/삼두근의 등장성 운동

　주먹을 살짝 쥐었다가 더 세게 힘을 줘서 꽉 쥐면 불끈 불끈하며 움직이는 팔 근육이 느껴지는데, 이때 근육을 움직이게 하는 원리가 '장력(Tension)'이다.

　이처럼 근육과 관절의 변화 없이 힘을 쓰는 것을 '등척성 운동(Isometric Exercise)'이라고 한다. 예를 들면, 입을 다물고 있다가 더 세게 꽉 무는 것 등이 이에 해당한다.

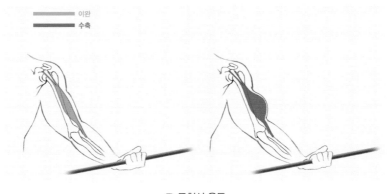

🔵 등척성 운동

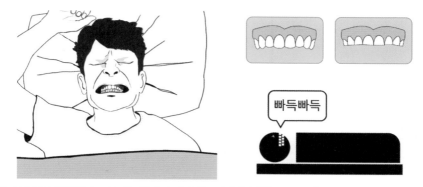

○ 수면 중 이 악물기(clenching)는 '소리가 나지 않는 이갈이'이다(원래는 입술을 다물기 때문에 입안에 음압이 생긴다).

그렇다면 우리 몸에서 강한 근육에는 어떤 것들이 있을까?

평생 쉬지 않고 강한 힘으로, 우리 몸 구석구석으로 피를 보내는 '심장 근육'이 대표적이라 할 수 있다. 심장 근육은 하루에 10만 번 뛰며, 지치지도 않는다. 이런 심장 근육 못지않게 힘이 센 근육이 바로 턱 근육이다. 음식을 씹거나, 긴장해서 이를 꽉 물 때 어금니에 가해지는 힘이 무려 $80\mathrm{kg/cm^2} \sim 100\mathrm{kg/cm^2}$에 달하며, 수면 시에는 10배인 최고 1톤까지 힘이 가해진다.

지금까지 살펴본 바와 같이 뼈는 스스로 움직이지 못하고 근육에 의해 움직이며, 약 206개의 뼈는 모두 근육과 연결되어 있다. 즉, 뼈와 근육, 관절이 이와 같은 시스템으로 움직이고, 유지되는 것이다.

그런데 일상생활에서 자세가 바르지 않거나 부상을 입어 근육이 틀어진다면 그 근육들이 감싸고 있는 관절 또한 균형을 잃게 되는데, 이는 관절을 움직이는 근육들의 밸런스가 무너지는 것이다.

즉, 근육들의 밸런스가 깨지면 뼈들이 움직이는 방향이 미세하게 틀어지고, 그로 인해 뼈와 뼈의 연결 부분인 관절에 영향을 주게 된다. 그리고 관절 사이의 연골 또한 위치가 바뀐다. 또한 뼈와 뼈가 닿아 마모가 되면서 관절에 염증까지 생긴다. 그러므로 근육이 틀어져 생긴 **관절질환을 치료할 땐 근육의 밸런스를 바로잡는 게 우선이어야 한다.**

그래서 나는 턱관절 질환 치료를 할 때 '근육의 밸런스'에 초점을 맞춘다. 그러나 안타깝게도 실제 임상에서는 이러한 치료가 잘 이뤄지지 않고 있다.

예를 들어, 턱관절에 이상이 생겨 병원을 찾는 환자 대부분은 관절에만 집중된 치료를 받는 실정인데, 이는 문제의 근본 원인을 바로잡는 치료가 아니라 겉으로 드러난 부분적인 증상 즉, 결과물에 집중하고 있는 것이다.

이렇게 원인이 아닌 증상을 없애는 '대증요법(Symptomatic Treatment)'은 증상을 일시적으로 호전시킬 수는 있을지 모르지만, 환자가 자세 불량이나 악습관 등 근육의 밸런스를 깨뜨리는 행동을 계속해서 한다면 다시 그 증상이 재발될 것이다.
또한, 대증요법으로도 증상이 호전되지 않는 환자가 의외로 많다.

우리 몸은 서로 연결된 수백 개의 사슬이 하나의 공간 안에 담겨 있는 형태의 '폐(閉) 사슬 구조(Closed Chain)'로 되어 있다. 즉, 약 206개의 뼈와 그를 둘러싼 650여 개의 근육이 닫혀있는 하나의 공간에서 서로 연결되어 있다.

그래서 한 군데에서 문제가 발생하면 거기에서 그치지 않고 다른 쪽에서도 연쇄적인 문제가 일어나기 마련이다. 마치 바람이 들어가 있는 풍선의 한쪽을 꽉 쥐면 다른 쪽이 부풀어 오르는 것과 같은 이치이다.

무릎이 아파 병원에 갔는데 생각지도 않은 허리 디스크라는 진단을 받았다거나 목을 다쳤는데 허리까지 아프다는 이야기를 주변에서 종종 들어봤을 것이다. 역시 '폐사슬 구조'를 가진 우리 몸의 특성 때문이다. 이런 특성을 이해하지 못하면 호미로 막을 것을 가래로 막아야 하는 상황이 벌어질 수 있다.

유비무환의 마음으로 예방을 잘해두는 것이 연결된 다른 부위의 건강까지 챙길 수 있는 방법이다.

원인을 바로잡는 치료가 아닌 증상 완화를 목적으로 한 치료는 언제든, 어느 부위에서든, 어떤 식으로든 다시 문제를 일으킨다. 마치 두더지 게임을 하듯 몸 여기저기에서 불쑥불쑥 나타나게 된다.

그때그때 부분적 증상만 가라앉히려 하지 말고, 총체적 관점에서 전체 근육의 밸런스를 유지하도록 하여 전신적 증상의 호전도 함께 유도하도록 하는 것이 올바른 치료이다.

1장 10
근육은 이기적이다.

앞에서 몇 번 언급했듯이 뼈는 자기 스스로는 움직이지 못하기 때문에 근육이 움직여줘야 한다. 그런데 뼈를 움직이는 근육은 매우 이기적이다. 서 있으면 앉고 싶어 하고, 앉아 있으면 기대고 싶어 하고, 기대어 있으면 눕고 싶어 한다.

근육의 역할은 뼈와 관절을 움직이는 것인데, 근육은 관절이 망가지든 말든 자기 편한 쪽으로 가고 싶어 한다.

그 이유는 근육이 수축과 이완 작용을 오래 반복하게 되면 젖산이 축적되고, 그로 인해 피로해지면서 근육통이 생기기 때문이다.

그러나 한편으로는 이런 근육의 수축과 이완을 통해 근조직이 찢어지면서 새롭게 만들어진다. 그래서 운동을 하면 아파야 한다. 그래야 근육이 새롭게 세팅(Setting) 즉, 리셋(Reset)된다.

물론 과도한 운동은 근육을 손상시키기 때문에 무리하게 운동을 하는 것은 피해야 한다.

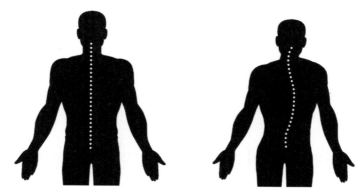

○ 나쁜 자세는 우리 몸의 기둥인 척추를 틀어 놓는다.

우리가 나쁜 자세를 취하고 있으면 근육이 비뚤어지게 되고, 그 상태를 계속 유지하게 되면 관절운동이 바르게 일어나지 않아 결국 관절에 무리가 간다.

거울 앞에서 바른 자세라고 생각하고 선 다음 눈을 감는다.

머리, 목, 어깨, 허리, 골반을 바르게 한 후 눈을 그대로 떠서 거울 속의 내 모습을 살펴보면, 내 몸이 비뚤어진 근육으로 인해 좌우 균형이 맞지 않음을 확인할 수 있다.

이런 근육의 비대칭적인 배열은 관절질환을 유발하게 하는데, 이를 막으려면 우리 몸의 기둥인 척추와 관절들이 균형을 잡아야 한다.

그렇기 위해서는 바른 자세를 유지하고, 스트레칭과 운동을 꾸준히 하여 원래의 위치로 근육들이 리셋(Reset)되거나, 새롭게 재배열(Rearrangement)되도록 돕는 것이 그 방법이다.

이것을 반복하면 내 몸이 점점 튼튼해지는 걸 느낄 수 있게 된다. 운동을 한 후에 느껴지는 짜릿한 쾌감에 운동을 한다는 사람들도 많다. 물론, 대부분의 사람들은 이런 짜릿함을 느끼기 전에 지쳐서 포기하기도 한다.

또한 근육은 정직하다. 운동하고, 움직이는 만큼 강해진다. 스포츠 트레이너로 유명해진 '숀리'를 보자. 과거 사진 속 그의 모습은 지금과는 딴판이다. 지금은 우람한 근육이 돋보이지만 예전엔 한없이 왜소했다. 19살 때는 키 183cm에 몸무게 58kg이었다고 한다. 그 시절의 사진을 보면 지금의 모습을 상상할 수 없다. 허약한 몸이 싫어서 5년 동안 살을 찌우며 운동을 해서 지금의 몸을 만들었다고 한다. 인스타그램에서 '고딩몸짱'으로 유명한 이준명 씨의 경우도 마찬가지다.

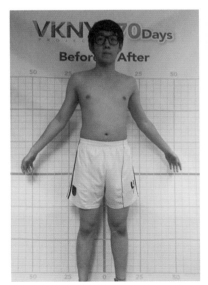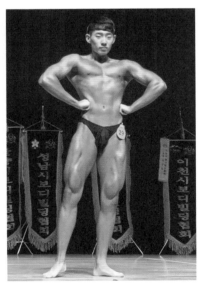

🔵 보디빌딩대회 학생부 입상자 이준명 씨의 근육운동 전과 후의 모습

운동을 하여 과거와 현재의 모습이 전혀 달라진 사람들을 우리 주변이나 방송에서 꽤 많이 볼 수 있다.

특히, 상대적으로 마른 모델 출신의 남자배우들이 그러한데, 좁은 어깨와 빈약한 몸매에서 벗어나 떡 벌어진 어깨와 탄탄한 몸매를 만들기 위해 운동을 하거나, 좀 더 살을 찌우고, 근육을 만들어 새로운 사람으로 거듭난다.

반대로 근육은 안 쓰면 안 쓸수록 불활동성 위축(Disuse Atrophy) 현상으로 근육이 점점 줄어든다.

예를 들어, 사고로 다리가 부러져서 깁스를 하고 6주 후에 깁스를 풀게 되면, 깁스를 했던 다리의 근육이 수축되어 쪼그라든 것을 볼 수 있다.

이처럼 근육은 정직해서 쓰지 않으면 줄어들고, 움직여주면 튼튼해진다.

골절 등으로 팔을 깁스한 경우, 4주 정도만 지나서 깁스를 풀면 팔이 완전히 펴지지 않는 것을 확인할 수 있다.

이런 경우에는 재활운동과 물리치료를 꾸준히 하여 팔이 완전히 펴지도록 해야 한다.

근육이 당겨져서 아프다고 그냥 두면 시간이 지날수록 그 팔은 더욱 굳어져 펴지기 어려운 상태가 될 수도 있다.

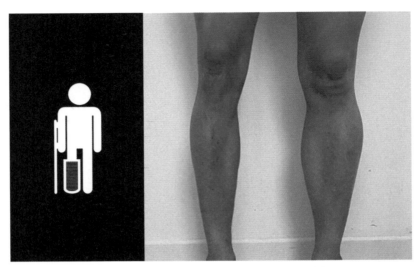

🔵 근육은 사용하지 않으면 위축이 오게 되어 작아 보인다.

이와 같이 근육은 자기 자신이 하기 나름이다.

이기적인 근육이 원하는 대로 움직이지 않고 기대어 앉아 관절에 무리를 줄 것인지, 아니면 근육을 잘 활용해서 지속적인 운동을 통하여 관절까지 잘 보호할 것인지, 어느 쪽을 택하는가는 본인의 몫이다.

턱관절 증상은 자기만이 느끼는 주관적인 증상(두통, 이명, 목·어깨 결림 등)이므로, 남들은 알아주지 않는다.

'싸인'이라는 제목의 법의학 드라마가 있었는데, 자신이 왜 죽었는지를 말할 수 없는 사자(死者)를 부검하는 법의관의 이야기를 다뤘다.

죽은 사람은 말이 없기에 시신에서 그 죽음의 원인을 찾아내야 하는데, 법의관은 부검을 통해 시신에 나타나는 '사인(징후 Sign)'을 객관적으로 관찰하여 죽음의 원인을 밝혀낸다.

병원 응급실에 실려 온 환자에게서 의사들이 가장 먼저 확인하는 것은 혈압, 맥박, 호흡 그리고 체온인데, 이것은 사람이 생명을 유지하는 데 꼭 필요한 네 가지 활력 징후인 바이탈 사인(Vital Signs)을 확인하는 것이다.

사인(Sign)이 겉으로 나타나는 객관적인 소견이라면 환자 스스로가 느끼는 주관적인 표현을 증상(심텀, Symptom)이라고 한다.

턱관절 장애의 사인은 입을 벌릴 때마다 '떡~' 혹은 '덜거덕' 하고 나는 소리, 입을 벌릴 때 아래턱이 지그재그로 벌어지는 모양새 등 누가 봐도 느낄 수 있는 객관적인 것이라 할 수 있다.

반면 환자가 느끼는 두통, 목·어깨 결림, 이명 등은 본인이 표현하지 않으면 알 수 없는 주관적인 증상이다.

물론 엑스레이에서 턱관절 질환이 진행 돼가는 병적 소견을 발견할 수 있지만, 엑스레이 소견과 다르게 아무런 증상이 없는 환자도 너무 많다. 그 이유는 후에 얘기하기로 하자.

대표적인 주관적 증상이라 할 수 있는 두통은 본인이 표현하지 않는 이상 주변 사람들은 알 수가 없다. 열이 나거나, 붓거나, 발적이 생기거나, 피가 나지 않기에 겉으로 보기에는 멀쩡해 보이지만 환자는 수시로 고통을 받는다.

잦은 두통으로 고생하는 사람도 있지만, 대부분은 우리 몸이 스스로 두통을 극복하려 노력하기 때문에 저절로 호전되기도 하는데, 문제는 주기적으로 반복되는 데 있다.

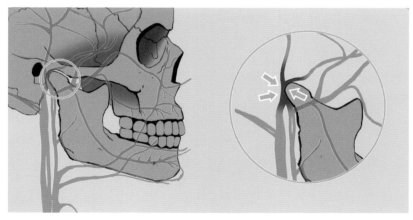

◐ 천측두동맥(Superficial Temporal Artery)이 압박을 받으면 혈류장애성 두통이 나타나기도 한다.

턱관절 질환 환자들 대부분은 '주관적인 증상'을 호소하는데, 의사인 나로서도 문진하기 전에는 증상을 확인할 수 없는 경우가 대부분이다.

엑스레이 사진에서는 턱관절이 다 닳아 망가진 것으로 보이는데도 환자는 증상을 전혀 느끼지 못할 때도 있고, 반대로 엑스레이상으로는 별 이상이 없어 보이는데도 일상생활이 힘들 정도로 괴로워하는 환자도 많다.

그렇기에 턱관절 질환 환자들이 겪는 고통은 남들이 결코 이해할 수 없는데, 심지어 의사들도 환자 본인의 정신적인 문제로 치부하기 일쑤다.

예전에 한 환자는 "귀속에 매미가 산다."는 말로 자신의 증상을 호소했다. 여러 대학병원 이비인후과를 전전하며 CT와 MRI를 찍어봤지만 큰 이상이 없었고, 이상을 발견하지 못했으니 당연히 원인도 없기에 그냥 적응하고 살라는 얘기만 들었다고 했다.

환자는 차라리 고막이 찢어졌거나 심한 중이염에 걸렸다면 치료 방법을 찾을 수 있을 테니 속이라도 시원했을 거라며 답답함을 토로했다.

이처럼 원인을 찾지 못해 여러 병원을 전전하다 보면, 환자 자신은 물론이고 가족들도 함께 힘들어진다. 그렇게 되면 가족들은 고통 받는 환자를 안타깝게 생각하면서도 한편으로는 경제적, 심리적 부담감으로 인해 점차 지쳐간다.

눈으로 직접 확인하기 어려운 주관적인 증상들이다 보니 환자 자신은 자기 고통을 이해해 주지 않는 가족이 원망스럽고, 서러움도 느끼게 된다.

한 번은 30대 초반의 한 항공사 여승무원이 턱관절 질환으로 내원했다.

함께 온 남편은 짜증 섞인 목소리로 "선생님, 젊은 여자가 이유도 없이 이렇게 아픈 데가 많을 수도 있어요?"라고 내게 물었다. 이 한마디를 통해 그동안 이 부부가 겪었을 일들을 충분히 짐작할 수 있었다.

병원의 여러 진료과에서 검사를 받았지만 명확한 원인을 찾지 못하고, 아내는 자주 불편감을 호소하고, 일상에서 짜증을 내기 시작한다. 남편은 아내가 심한 건강염려증(Hypochondriasis)이 아닌지 의심까지 한다.

갖가지 검사를 해도 뚜렷한 원인이 드러나지 않으면 정신적 차원의 문제도 고려하게 되기 때문이다. 그래서 신경정신과까지 다니며 몇 달씩 약을 복용하고 오는 환자도 많다.

많은 병이 그렇듯 턱관절 질환도 환자만 괴롭히는 게 아니다. 특히, 주부가 아프면 집안 전체가 힘들어지는데, 이는 가족에게 서운함과 답답함이 담긴 짜증을 내는 횟수가 점점 많아지기 때문이다.

AKS 23시간	PRS 24시간 (식사시에도 착용)
● 근육의 　Reset ● 치아교정 x	● 하악골도 　Reposition 　시킴 ● 치아교정 또는 　보철 필요

AK스플린트와 PR스플린트의 비교

　그렇게 원인을 찾지 못해 막막해 하던 환자가 AK스플린트(23시간 착용)나 PR스플린트(24시간 착용) 치료를 받으면서 증상이 호전을 보이면 신기해들 한다.

　AK스플린트는 일반 스플린트와 달리 턱 주변 근육들의 밸런스를 맞춰가는 장치이므로 착용 후 긴장했던 근육들이 부드러워지고, 틀어졌던 근육의 밸런스가 바르게 바뀌기 시작한다. 연결된 주변 근육들의 긴장도도 풀어지면서 근긴장성 두통, 목·어깨 결림 등의 증상이 점점 호전된다.

　물론 스플린트를 끼웠다고 무조건 근육의 밸런스가 잡히는 것은 아니다. 좌우, 전후, 상하로 움직이는 아래턱의 밸런스를 찾아가도록 계속 스플린트를 조정해서 맞춰줘야 한다.

앞에서 턱관절은 3차원으로 움직이는 유일한 관절이라고 한 것을 상기하자. 결코 쉽지 않지만 턱이 매달려 있는 머리와, 머리를 받쳐주는 목·어깨의 수많은 관절들을 괴롭히는 근본 원인을 찾아가는 필수 과정이다.

턱관절 질환은 '주관적인 증상'이 대부분이라 했듯이 호전되는 것 또한 환자의 주관적인 느낌이다.

AK스플린트로 턱관절을 치료하면서 환자에게 계속 문진을 해야 한다. 그때마다 턱관절 자체의 1차적인 증상, 턱관절 질환과 연관된 2차적인 증상인 두통이나 편두통, 이명 등의 호전 정도를 기록한다.

때로는 치료 중인 환자가 진료실에 들어오는 모습만 보고도 환자가 많이 편해졌음을 알아차릴 수 있다. 본인도 모르게 인상을 써서 주름이 지거나 딱딱했던 얼굴 표정이 바뀌며 인상이 부드러워지기 시작한다.

턱관절로 인해 많은 증상을 갖고 있던 여성 환자들의 경우 보통 화장도 하지 않고, 꾸미지도 않고 다닌다. 그런데 신경 쓸 여력이 없기 때문이다. 하지만 스플린트 치료를 시작하고 한두 달이 지나면 예쁘게 화장을 하는 등 외모에 변화를 주기 시작한다.

시흥에서 오던 40대 후반의 한 여성 환자는 치료 중반에 들어선 어느 날 곱게 옷을 입고 왔다. 어디 좋은데 가느냐고 묻자 수줍게 답했다.

"선생님, 저 이제 예쁘게 하고 다닐 거예요."

안산에서 항상 남편과 함께 오던 또 다른 40대 여성 환자가 있었는데, 치료 두 달째쯤 병원 오는 길에 운전하던 남편의 손을 꼭 잡으며 "여보, 이제 내가 신경도 쓰고 잘 할게~"라고 했단다.

내 몸이 괴로우면 짜증을 자주 낼 수밖에 없고, 그 여파는 가족 전체에게 미친다. 가족은 매일 짜증내고, 아프다는 환자에게 점점 지쳐간다.

그러니 치료를 받으면서 고통에서 벗어난 환자의 밝은 웃음을 보며 나는, 환자뿐만 아니라 그 가족들의 심적 고통도 함께 해결되었다는 점에서 두 배의 기쁨을 느낌과 동시에 턱관절을 치료하는 의사가 된 것에 대해 뿌듯함을 느끼곤 한다.

1장 12

운동선수가 스플린트를 착용할 때 생기는 변화!

스플린트 착용으로 경기력 향상을 기대

한 번은 대구에서 사업하는 60대 중반 남성이 우리 치과를 내원한 적이 있다. 엑스레이 사진을 찍어 보니 턱관절머리가 닳긴 했지만 심하진 않았다. 그 연령대 누구에게나 있는 정도의 마모였고, 본인도 별다른 증상을 느끼지 못한다기에 스플린트 치료를 권하지 않았다.

그런데 그 남성이 스플린트를 맞춰 달라고 요구했다. 나는 의아해하며 불편하지도 않는데 굳이 스플린트를 하려는 이유가 뭐냐고 묻자, 그 남성은 이렇게 말했다.

"운동할 때 스플린트를 하면 턱관절도 보호되고 경기력도 좋아진다면서요? 제가 헬스와 골프를 꾸준히 하거든요."

그는 우리 치과 환자의 소개로 스플린트의 운동 능력 향상 효과를 알고 서울 출장길에 일부러 들렀다고 했다.

"그럼 맞춰 드릴 테니 처음 두 달은 하루에 23시간 끼시고, 저희가 알려드린 스트레칭도 열심히 하시면, 몸 전체 근육의 밸런스가 잡힐 겁니다. 그런 다음에는 운동하실 때만 끼고 활용하셔도 좋을 거예요."

그렇게 우리 치과 2단계 장치인 AK스플린트를 맞춰 끼고 갔던 그 남성은, 일주일 후 체크를 받으러 와서 이런 이야기를 했다.

"평소엔 제 드라이버의 비거리가 거의 일정하거든요. 그런데 스플린트 끼고 친구들과 골프 치러 갔는데, 평소보다 20m나 더 나가더라고요. 라운딩 하며 내기를 했는데, 친구들이 안 지려고 드라이버를 칠 때 힘을 너무 세게 주고 치는 바람에 OB가 나서 제가 내기에서 이겼습니다. 허허허~"

그러나 그렇게 말하면서도 자신의 경기력 향상이 꼭 스플린트 때문이라고 믿는 것 같지는 않았다. 나 역시 그 점을 굳이 강조하지 않았으며, 그냥 스트레칭도 계속하시라는 당부만 했다.

모든 운동이 그렇지만 골프를 칠 때도 쓸데없이 힘만 주면 때리는 정확도나 타이밍이 안 맞아 결과가 좋지 않다.

그런데 2주 후, 그가 이번에는 부인과 함께 왔다. 스플린트를 끼고 지내니 운동할 때나 평소 생활할 때나 훨씬 편해졌다며 부인의 스플린트도 맞춰 달라는 거였다. 그리고 그다음 주에는 아들도 와서 맞춰 갔다. 부인도, 30대 회사원인 아들도 약간의 두통과 목·어깨 결림 등 일상에서 흔히 겪는 증상이 가끔 있는 정도였다.

이처럼 경제적 여유가 있는 사람들은 스플린트를 턱관절 치료 장치로서가 아니라 몸을 보호하고 운동 능력을 향상시키는 장치로 활용하기도 한다.

턱관절 균형 맞추면 근력 강화 효과

실제로 근력 테스트를 해보면 스플린트 착용 전과 후는 적지 않은 차이가 있다. 장치를 입안에 끼우기 때문에 턱관절 주위 근육부터 반응이 나타난다. 그래서 평소 헬스를 하는 환자들이 상체운동 시 효과를 더 빠르게 느낀다.

부천에 사는 한 포클레인 기사는 근육질의 몸이 돋보이는 사람으로 편두통이 심하다며 찾아왔는데, 본인을 헬스 중독자라고 소개했다. 그는 저녁 때 헬스장에 가서 "온몸의 근육을 쫙쫙 찢어 줘야만 잠이 온다."는 말도 덧붙였다.

"스플린트를 끼우고 헬스 하러 가서 바벨을 들어 올려보면 확실히 훨씬 가벼워짐을 느낄 겁니다."라는 내 말에 그는 건성으로 대답하며 피식 웃었다.

그런데 일주일 후, 그는 눈을 동그랗게 뜨고 이렇게 말했다.

"원장님, 진짜 이 장치 때문에 이런 변화가 온 건가요? 전보다 더 무거운 것도 쉽게 들 수 있겠던데요?"

"하하. 그래요? 뽀빠이 시금치를 드셨나 보죠?"

근육은 단독으로 움직이는 것이 아니다.

인천공항에 사는 30대 남성 환자는 턱걸이 열 개가 한계였는데, 스플린트를 착용하고 난 뒤로는 20개까지 할 수 있게 됐다며 좋아했다. 요가나 필라테스를 하는 사람의 경우에도 AK스플린트나 PR스플린트 장치를 착용하면 근육의 유연성이 높아져서 평소 잘 안

되던 자세가 부드러워진다고 한다.

하루는 모 공대 교수인 환자가 스플린트를 맞춰 끼고 간 다음날 내게 전화를 했다. 젊었을 때부터 오랫동안 유도를 해왔다는 이 환자는 그날 아침에도 여느 때와 다름없이 기본운동부터 하는데, 놀랍게도 평소에 안 되던 자세들이 쉽게 됐다고 하며 그 원리가 무엇인지를 물었다.

사람이 '이를 악무는' 경우는 세 가지다. 음식을 씹을 때와 육체적으로 힘을 쓸 때, 그리고 긴장하거나 스트레스를 받을 때이다. 사람이 이를 악물 때마다 가해지는 압력은 무려 80kg~100kg에 달한다고 한다. 그래서 아무리 단단한 어금니라고 해도 이를 악무는 습관이 반복되면 치아가 심하게 닳게 되고, 턱관절에도 무리가 따를 수밖에 없게 된다.

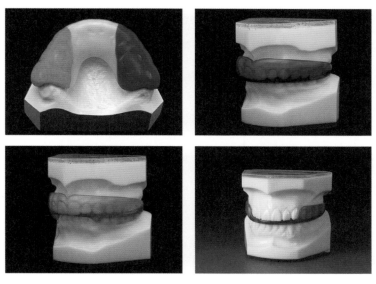

○ 구강 내 장치인 마우스피스와 나이트가드

일반인들이 이를 악물 때 힘을 주는 정도는 생리적으로 견딜 만한 수준이다. 그러나 운동선수들의 경우에는 육체적으로 힘을 쓰는 일이 반복되고 긴장과 스트레스를 달고 살다시피 하는데, 특히 격투기나 하키, 권투 등과 같은 격한 종목은 부상의 위험도 크다.

따라서 이런 종목의 선수들이 치과에서 특수 실리콘으로 제작한 마우스피스를 착용한다면 치아와 턱관절을 보호할 수 있으며, 앞에서 언급한 것과 같은 경기력 향상 효과도 기대할 수 있다.

그래서 실제로 다양한 스포츠 종목에서 구강 내 장치가 활용되고 있다. 그런데 **중요한 것은 이런 장치들의 위아래 교합이 잘 맞아야 한다는 것이다.**

교합이 맞지 않는 마우스피스, 마우스가드, 나이트가드, 스플린트 등은 턱관절 장애를 유발하거나 악화시켜 근육의 피로가 증가하고 근육의 힘을 오히려 떨어트릴 수 있다.

스플린트가 이렇게 운동선수들의 경기력에 긍정적이거나 부정적인 효과를 발휘하는 이유는 뭘까? 그 점은 턱관절의 구조 및 생리를 알고 나면 쉽게 이해할 수 있다.

턱관절은 아래 하악골(Mandible)과 위 측두골(Temporal bone)로 이루어진 관절이라서 턱관절 또는 악관절이라 하는데, 정식 명칭은

'측두하악관절(Temporomandibular Joint)'이고 약칭으로 'TMJ'라고 부른다.

　턱관절을 이루고 있는 측두골의 두께는 겨우 2~3mm로 안쪽에는 뇌의 측두엽(Temporal lobe)이 있기 때문에 턱관절의 압박이 심한 경우 뇌로 전달된다.

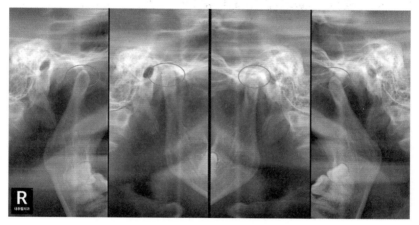

🔵 저작 시마다 하악골이 측두골을 압박한다. 현대인들은 스트레스로 인해 평소에도 이를 악무는 습관이 많아 더더욱 측두골을 압박하게 된다.

　권투나 격투기를 보면 아래턱을 강타당한 선수가 순간적으로 정신을 잃고 쓰러지는 경우를 가끔 목격하게 된다.

　턱은 우리 몸의 급소 중에 하나이다. 그래서 권투선수들이 턱을 보호하려고 글러브와 어깨로 턱을 가드(Guard)하는 것이다.

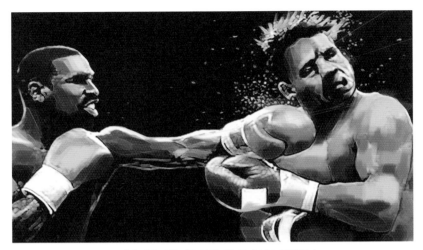
🔵 턱에 가해진 충격은 턱관절을 통해 뇌로 전해진다.

또한 우리가 힘을 쓸 때마다 자신도 모르게 이를 악물게 되는데, 이때 가해지는 80kg이나 되는 압력을 견디게 하는 것도 턱관절이 하는 일이다.

그렇기 때문에 격투기나 하키, 미식축구와 같은 격한 운동을 하는 선수들은 윗니와 아랫니 사이에 탄성 있는 마우스피스를 끼워 줌으로써 외력으로부터 치아도 보호하고 턱관절에 가해지는 압력도 완화시켜 주는 것이다.

과격한 운동이 아니라면 조절 가능한 스플린트를 통해 3차원적으로 움직이는 턱관절의 균형을 맞춰줌으로써 우리 몸 전체 근육들이 훨씬 더 힘을 잘 쓸 수 있게 되어, 스포츠의 필수 조건이라 할 수 있는 근력과 유연성, 지구력 등을 높일 수 있다.

그런데 여기에는 한 가지 중요한 전제 조건이 있는데, 그것은 바로 근육의 밸런스를 잘 맞춰줄 수 있는 스플린트이어야 한다는 것이다.

무턱대고 스플린트를 끼운다고 해서 경기력이 향상되는 결과를 얻을 수는 있다는 것이 아니다. 만약에 스플린트의 균형이 맞지 않으면 턱관절의 위치가 평형을 잃게 된다.

균형이 맞지 않게 되면 머리와 목 부위의 136개 근육과 인대가 비정상적인 긴장을 일으키게 되므로 근육의 힘을 강화시키는 게 아니라 오히려 떨어뜨릴 수 있게 되어 결과적으로 장치를 끼우지 않은 것만 못하게 되고 만다.

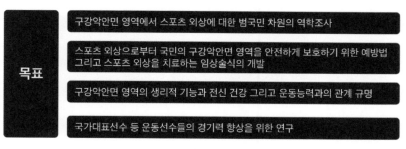

목표

구강악안면 영역에서 스포츠 외상에 대한 범국민 차원의 역학조사

스포츠 외상으로부터 국민의 구강악안면 영역을 안전하게 보호하기 위한 예방법 그리고 스포츠 외상을 치료하는 임상술식의 개발

구강악안면 영역의 생리적 기능과 전신 건강 그리고 운동능력과의 관계 규명

국가대표선수 등 운동선수들의 경기력 향상을 위한 연구

⊙ 스포츠 치의학회의 목표

스포츠 치의학?

운동을 통해 발생할 수 있는 구강 및 안면부 사고나 장애를 방지하고, 운동 기록 향상을 위한 연구를 하는 치의학의 한 분야로 '스포츠 치의학'이 있는데, 대한스포츠치의학회에서 주로 다룬다.

대한스포츠치의학회에서는 스포츠로 인한 외상을 예방할 땐 마우스가드를 사용하고, 경기력 향상을 필요로 할 땐 스플린트를 이용한다.

턱관절 안정장치인 스플린트를 착용하는 대표적인 운동선수로는 우리나라 최초의 LPGA US오픈 우승자이자 2007년 명예의 전당에 입성한 박세리 선수이다.

박세리 선수는 프로 데뷔 초창기부터 샷을 할 때마다 이를 악무는 습관이 있었다고 한다. 그렇게 자주 이를 악물다 보니 턱관절에 이상이 생겼고 이로 인한 심한 편두통에 시달렸다고 한다.

고도의 집중력을 필요로 하는 골프선수에게 이것은 커다란 장애 요소가 아닐 수 없었는데, 다행히 스플린트를 착용하고 난 뒤로는 고질적인 편두통이 사라졌다고 한다.

더욱이 스플린트를 착용한 후로는 운동 능력이 더욱 높아져서 박세리 선수가 치는 샷의 비거리가 크게 향상됐다고 알려졌다.

골프에서 샷을 목표 지점으로 정확하게 날리기 위해서는 안정된 스윙 동작이 중요하다. 프로 선수들은 정밀하게 샷의 궤도까지 머릿속에 그리며 스윙을 한다는데, 이때 팔과 다리 그리고 어깨와 목 등 온몸이 긴장하게 된다.

그래서 선수 자신도 모르는 사이에 이를 악물게 되어 긴장을 해소하려는 습관이 생기기도 한다.

아마추어 선수들에게도 흔히 있을 수 있는 습관인데, 잘못하면 치아의 건강뿐만 아니라 턱관절에 손상을 줄 수 있다.

그래서 나는 이런 농담을 하곤 한다.
"만약 내가 문화체육부 장관이라면 우리나라 국가대표 선수 모두에게 내가 직접 만든 스플린트를 끼워주겠다."고…

1장 13
턱이 아프면 어디로 가야 하나?

앞서 말했듯이 내가 처음 턱관절 치료에 대해 공부한 것은 1994년이다. 내 자신을 필두로 25년 전에 스플린트를 이용한 턱관절 치료를 시작한 이래 이제는 턱관절 환자를 전담해 진료하게 되었다.

특히, 최근 10여 년은 턱관절 환자들의 진료에만 집중하고 있는데, 하루 종일 턱관절 질환과 싸우고 있다 해도 과언이 아닐 정도이다.

그 사이 턱관절 질환을 바라보는 치의학계의 시각도 많이 달라졌다. 20여 년 전에는 두통, 목·어깨 결림, 이명 등의 증상과 턱관절 질환과의 연관성에 주목하지 않았으나, 지금은 그렇지 않다.

KBS 생로병사의 비밀 '턱관절'편(2014.12.17 방영)을 보아도 알 수 있듯이, 프로그램에 등장한 여러 대학교수들이 두통, 목·어깨 결림, 이명 등의 증상과 턱관절 질환을 연관 지어 언급하고 있다.

이미 훨씬 이전부터 주장하고 치료해온 내 입장뿐만 아니라 이에 대해 의심을 가지고 있던 환자들에게도 무척이나 다행스러운 일이 아닐 수 없다.

대학병원에서 턱관절 질환을 다루는 것도 이제는 자연스러워졌다. 20년 전만 해도 턱관절을 다루는 진료 과가 따로 없었고, 보철과에서 간혹 스플린트 치료를 하고 구강진단과에서 약물치료를, 구강외과에서 수술치료 등을 하는 정도였다.

그러다가 서울대와 경희대 구강진단과에서 턱관절 질환 치료에 적극적으로 나서면서 구강내과가 만들어졌고, 연세대 교합학과도 구강내과로 바뀌며 활발한 활동이 이어졌다.

10여 년 전부터는 보철과 중심의 '대한턱관절교합학회'와 '대한안면통증구강내과학회'가 '대한치과의사협회' 산하 분과학회로 양립하면서 턱관절 질환을 치료해 오고 있는 상황이다.

그럼 턱관절 질환을 앓고 있는 이들은 어디로 갈까? 아마도 턱이 아파서 고생하는 환자들은 정형외과부터 떠올릴 듯하다. 물론 '관절'에 주안점을 두면 그럴 수 있다.

하지만 턱관절의 모양을 한 번 떠올려 보자. 윗니와 아랫니의 맞물림 즉, 교합 시 턱관절에 가장 큰 압력이 가해지는데, 턱의 안정은 결국 치아의 교합에 있다는 의미다.

따라서 턱관절 질환은 치과에서 다루는 것이 합리적임을 이해할 수 있다.

예전에는 치과를 찾아가도 턱관절 진료를 하지 않거나 대학병원을 가라고 권하곤 했다.

턱 주변의 뻐근한 정도가 일시적이거나 가벼운 경우에는, 근이완제 처방 등 약물치료와 물리치료로도 호전된다. 약물치료를 주 치료로 하는 "구강내과" 또는 인근 치과에서도 요즘 턱관절 물리치료를 하는 곳이 많아졌으니 내원하여 진료를 받아도 된다. 턱관절 환자가 급증하면서 '턱관절 세미나'가 활발히 개최되고 있기 때문이다.

근육이나 인대와 같은 연조직은 약물치료로 효과가 있지만, 관절의 뼈와 같은 단단한 경조직은 압박받는 부위 자체의 위치를 바로잡아 줘야 증상이 좋아지는 경우가 많다. 이런 경우에는 스플린트 치료를 해야 한다.

또한 턱관절 주위 근육통 즉, 두통이나 목·어깨 결림 또는 귀의 통증 등이 동반된다면 스플린트 치료가 더 효과적일 수 있다.

'대한턱관절교합학회' 사이트에서, 체계적으로 턱관절과 교합을 공부하여 자격을 갖춘 "인정의"를 검색할 수 있다. 지역별 검색이 가능하니 활용하면 도움이 된다.

이렇게 스플린트 치료 후에도 증상 변화가 없거나 자주 재발되거나, 2차적인 전신증상이 심한 경우에는 턱관절만 치료하는 병원을 찾아야 한다.

스플린트의 종류는 왜 이리도 많은가?

최근 일부 한의원에서도 만성적인 두통이나 어지럼증, 목·어깨 결림의 치료에 침이나 뜸이 아닌, 구강에 교합 장치 등을 만들어 넣는 적극적인 턱관절 치료 방법이 동원된다고 한다.

그러나 치과의사들도 어려워하는 '교합'을 과연 잘 맞출 수 있을지는 의문이다. 그러다 보니 대강 맞게끔 말랑한 재료(연질의 재료)를 이용하여 장치를 만드는데, 이는 고무보트 위에서 중심을 잡으려는 것과 같다. 물론 비뚤어진 교합에 일시적으로는 편안함을 줄 수 있겠지만 결국 다시 틀어질 가능성이 높다.

그러나 이것은 결국, 한의사 선생님들도 구강 장치를 통해 치료해야 턱관절을 중심으로 한, 두개 안면부의 만성적인 증상을 해결할 수 있다는 것을 인정하는 반증인 것이기도 하다.

스플린트 치료라고 다 같은 것은 아니다.

이제는 턱관절 질환을 다루는 치과가 꽤 늘었다. 우리 치과가 있는 인천만 해도 예전에는 한두 곳에 불과했지만 현재는 스무 군데가 넘는다.

턱관절 질환과 관련한 세미나도 자주 열리고 있으며, 턱관절 치료를 공부하는 치과의사들이 늘고 있는 것이다.

이것은 매우 반가운 일이다. 지금 이 순간에도 제대로 된 치료를 받지 못하고 이 병원 저 병원을 전전하고 있을 턱관절 환자들을 생각하면 턱관절을 다루는 치과의사들이 지금보다 더 많아져야 한다고 생각한다.

간혹, 이전에 스플린트 치료를 받은 후 차도가 없어 스플린트 치료 자체를 불신하게 되는 경우가 있는데, 이런 환자는 통증을 없애기 위해 검증되지 않은 치료법을 찾아다닌다. 그러다가 결국 우리 치과에까지 오게 되는 경우가 많은데, 참 힘든 케이스이다.

섣부른 의술은 불신을 낳는다.

전주시에 사는 50대의 한 여성 환자가 우리 치과를 찾아온 적이 있다. 그녀는 나를 보자마자 푸념을 늘어놨다. 다른 치과에서 치아 교정을 받던 중에 턱관절 통증이 생겼다고 했다.

여러 의료기관에서 스플린트 치료를 두 차례 받고 치아 교정도 다시 받았지만 상태는 오히려 악화됐다고 한다. 계속되는 증상으로 수소문 끝에 우리 치과를 찾아왔다고 했다.

이 환자는 내게 한 뭉치의 자료를 내밀었다. MRI, 턱관절 X-Ray, 교정 전후의 사진 등을 쭉 꺼내더니, 내가 일일이 봐주기를 원했다.

그런데 이 환자는 턱관절 질환에 대한 나의 견해나 치료 방법에 대해선 별 관심이 없어 보였고, 단지 기존 치료의 문제점을 알아내는 데 더 관심 있는 듯 했다.

그랬다. 그녀는 의사에 대한 신뢰가 없었기에 처음부터 내 얘기는 들을 생각도 않고 자기 얘기만 늘어놓는데, 치과, 정형외과, 한의원 등에 대한 불평불만으로 가득 차 있었다.

나는 이런 환자를 대하면 보듬고 가야 할지, 포기해야 할지를 고민한다. 환자의 증상이 극적으로 호전되기 전까지, 그 환자의 불평불만을 우리 의료진이 고스란히 받아야 하기 때문이다.

치과를 찾는 환자들은 공포와 불안감으로 예민한데, 턱관절 환자는 특히 더 예민한 편이다. 가까운 가족조차 몰라주는 고통 때문에 우울증을 겪는 사례도 많다. 더욱이 한두 차례 치료 실패를 경험한 경우에는 우울감과 절망감이 더 깊다.

어쩌면 의사인 나를 미심쩍어 하는 게 당연할 수도 있다. 그러므로 이런 환자들을 몇 마디 말로 설득하려 하는 것은 안 될 일이다. 인내하면서 기다려줘야 한다.

우리 치과의 스플린트 치료 효과를 환자 자신이 느끼게 되는 순간까지 인내심을 가지고 기다려야 한다.

그런데 치료 효과는 의사 혼자만이 노력한다고 해서 나타나지는 않는다. 환자가 의사를 믿고 잘 따라야 한다.

학창시절을 떠올려 보자. 선생님의 말씀을 귀 기울여 듣고, 질문도 자주 하는 학생들은 성적도 좋은 편이다. 그럴 수밖에 없는 것이 배움을 게을리 하지 않기 때문이다. 그런 학생이 대견하고, 고마운 선생님은 하나라도 더 알려주려고 한다. 그러므로 학생은 남들 하나 배울 때 두 개 이상을 배우게 된다.

치료도 선생과 학생의 관계와 같다고 생각한다. 환자가 의사 말에 의심을 가지고, 따지기만 하면 의사 역시 치료할 의욕이 떨어진다. 반면 환자가 의사 말을 믿고, 치료법을 잘 따르려는 의지가 강하면 의사의 치료 의욕 역시 강해져서 내 환자를 위해 최선을 다하게 된다. 그래서 환자에게 좀 더 집중하게 되고 치료 효과는 당연히, 자연스레 높아진다.

두 손바닥이 짝짝 마주쳐야 크고, 경쾌한 소리가 난다. 의사와 환자 역시 서로를 믿고 손바닥처럼 합을 딱딱 맞춰야 기분 좋은 결과가 나타날 것이다.

또한 여러 병원을 전전한 환자들은 여러 의사들에게 들은 다양한 정보들로 머릿속이 가득 차 있다. 그 정보 중에는 맞는 것도 있지만 그렇지 않은 경우도 많다.
환자들이 병원을 찾아와서 이런 말을 한다.
"의사마다 모두 말이 달라요!"

맞는 얘기다. 병원마다, 의사마다 모두 다를 수 있다. 특히 턱관절 질환은 증상도 환자마다 다르고 치료에 따른 효과도 다르게 나타나는 어려운 치료이기에 더더욱 의사마다 생각과 경험이 다르다. 그러다 보니 가끔 환자들은 자기 생각과 의사인 내 생각이 맞는지 시험해 보기도 한다.

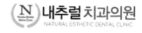
내추럴치과 상담 및 문의 📞 032-523-2080 📧 jungpoom@naver.com

라뽀 (rapport) - 의사와 환자의 신뢰관계

작성자		작성일	2014-03-07 00:00	조회	109

극심한 어지러움과 이명 난청 으로 내추럴치과를 찾았던것이 얼마전같은데
벌써 3년이란시간이 지났습니다
저를 치료하느라 원장님께서 많이 힘드셨을겁니다
그러나 일반적인 의사들의 흰색가운 뒤에 있는 권위의식이나 위압감은
전혀없으신 이을재 원장님 이세요
환자들의 아픈소리를 진심으로 들어주시고 병의호전과 완치를 위해 치료방향을
말씀해주시고 끈질기게 연구하시는 모습과 환자의 아픔을 공감하시며
치료에 임하시기 때문에 환자와 의사간에 끈끈한 신뢰가 쌓이는
라뽀의 관계가 형성되는것 같습니다

저는 현재 모든생활을 정상적으로 하고 있을정도로 건강을 되찾았습니다
턱관절 치료는 긴시간과. 자신의 치료의지. 의사와의 신뢰등이 조합될때
더좋은 치료효과를 낼수 있는 것 같습니다. 저역시 치료과정중 컨디션이
좋아졌다가 반대로 바닥까지 떨어지는상황이 반복되곤 하였습니다
바닥까지 몸상태가 안좋을때는 내가지금 받는치료에 의심과 불신이 들곤
했지만 원장님을 신뢰하며 온 결과 좋은치료의 효과를 본것 같습니다

장치를 입안에 장착하고 겨우내 꽝꽝얼어있던 얼음이 봄바람앞에 점점
녹아지며 힘을 잃어가듯 저의 경직되고 틀어진 몸이 풀려가는것을 볼때
신비하면서도 원장님께서 계속말씀해주신 바른생각 바른자세 바른먹거리
가 얼마나 우리삶속에서 건강에 중요한 역활을 하는지 알게 되었습니다

개인적으로 원장님께서 추구하시고 치료하시고 계신 턱관절의학이 더
많이 알려지고 현대의학계 에서도 많은관심과 인정으로 고통가운데에서
고생하는 수많은 환우들에게 치료의 기쁨을 주었으면 하는 바람입다

이을재 원장님 감사합니다
그리고 턱관절팀장님과 직원분들도 감사드립니다

🔘 내추럴치과 홈페이지 치료 후기 중에서

턱관절 질환의 가장 큰 원인은 스트레스?

KBS 생로병사의 비밀 '악~소리 나는 턱 질환!' 편을 보면서 아쉽다고 생각했던 점 한 가지만 짚고 가고자 한다.

이 프로그램에서는 턱관절 질환의 가장 큰 원인을 스트레스로 꼽았다. 그러나 나는 스트레스를 턱관절 장애의 여러 원인 가운데 한 가지라 본다.

물론, 스트레스가 만병의 근원이라는 데에는 동의한다. 그러나 턱관절 질환의 가장 큰 원인이 스트레스라고 보기에는 무리가 따른다.

나는 환자들에게 정신과적인 상담을 따로 하지는 않는다. 그럼에도 다른 병원에서 스트레스성 두통이라는 진단을 받은 환자들이 우리 치과에서 치료받은 후 두통이 사라졌다며 기뻐하는 모습을 자주 본다.

턱관절을 치료하는 많은 의사들의 생각이 서로 조금씩 다르겠지만, 나는 항상 턱관절 질환의 가장 큰 원인은 근육의 밸런스가 무너진 탓이라고 주장한다.

엄청난 힘으로 하루에 수천 번 움직이는 턱관절 근육의 밸런스가 무너지게 되면, 그 주변 근육도 덩달아 밸런스가 깨진다. 그러면서 우리 몸의 기둥인 척추가 틀어지게 되고, 그 결과 턱관절과는 전혀 무관해 보이는 요추나 골반에도 영향을 끼친다.

우리 치과를 찾은 환자들은 턱관절 치료 후 "허리디스크가 호전됐다.", "고관절 통증이 사라졌다."라는 등의 말들을 많이 한다. 애초 우리 치과를 찾은 이유가 허리 디스크나 고관절 통증 때문이 아니었음에도 말이다.

그렇다고 내가 그런 질환을 없앨 목적으로 치료를 한 것도 아니다. 나는 다만 무너진 몸의 밸런스가 제자리를 찾아가게끔 도와준 것뿐이다.

부분적인 통증에 집착하지 말고 몸 전체의 밸런스를 잡아 주어야 한다. 나무를 보지 말고 숲을 봐야 하듯 말이다.

또한, 같은 스플린트 치료라 해도 의사의 몫, 환자의 몫 그리고 둘의 합에 따라 효과는 달라진다.

의사만 뛰어나다고 해서 또는 환자만 열심히 한다고 해서 증상이 나아질 수는 없다. 의사는 턱 근육의 밸런스를 바로잡아 턱관절을 안정시켜주는 치료에 집중하고, 환자는 몸 전체의 밸런스를 잡는 것에 집중하는 서로의 역할에 충실하면 결과는 당연히 좋을 수밖에 없다.

이는 20여 년간 턱관절 치료를 해오면서 임상적 경험을 통해 얻은 내 나름대로의 철학이며 환자들의 회복이 보여준 결과물이기도 하다.

1장 14
나의 스플린트, AKS와 PRS.

우리 치과에선 내 임상경험을 바탕으로 만든 '단계별 턱관절 치료'를 시행하고 있다. 턱관절 상태와 환자의 증상, 연령 등에 따라 치료 과정을 구분한 것으로, 먼저 환자와 상담을 한 후 진행할 단계를 정하고, 치료 과정을 밟는다.

현재 진행 상태에 대하여 X-Ray를 보며 설명하고 건강보험이 적용되는 물리치료와 약물치료를 병행하며 나쁜 습관을 고치도록 주의점을 알려준다.

스플린트는 맞춤 제작하여 아래 치아에 착용하게 되는데, 이때 가장 중요한 것이 좌우 근육의 밸런스를 유지하도록 교합조정을 하는 것이다.

스플린트의 종류는 3가지로 나누고 있다.
편의상 1단계 장치(CR스플린트), 2단계 장치(AK스플린트), 3단계 장치(PR스플린트)라 부르는데, 단계별 과정을 거치며 치료한다는 뜻이 아니라 치료 목적에 따라 3가지로 나눈 것이다.

단계별 치료, 무엇이 어떻게 다른가?

턱관절 질환의 기본 증상인 두통, 목·어깨 결림 그리고 이명 등이 가끔 나타나는 경우에는 주로 2단계 치료를 권하는데, AK스플린트라 한다.

하루 24시간 중 식사시간을 제외하고, 23시간 스플린트를 착용해서 틀어진 턱관절 주위 근육 밸런스를 맞추는 것이 관건이다. 이때 환자는 스스로 악습관을 고치고, 잘못된 자세도 교정한다. 병원에서는 턱관절이 안정적인 위치에서 근육들이 리셋 될 수 있도록 스플린트의 높이를 조절한다.

이 과정을 두 달 동안 5~6번 정도 내원하면서 턱관절 주위근육들의 밸런스가 서서히 바르게 자리 잡도록 도와준다.

만약에 턱관절 질환의 제반 증상이 자주 나타나고, 그 강도가 심하거나, 안면 비대칭이 있는 경우 또는 턱관절 질환이 오랫동안 진행되었다면 3단계 치료를 진행하는데, PR스플린트(Primary Repositioning Splint)라 한다.

이 단계에선 식사시간에도 스플린트를 끼고 생활하게 하며, 턱관절이 바른 위치를 찾도록 근육뿐만 아니라 뼈(하악골)도 원래의 위치로 움직일 수 있게 24시간 착용한다.

아래턱의 위치가 바뀌면 교합이 달라지므로 교정이나 보철을 통해 그 위치를 유지할 수 있도록 돕는다.

2단계 치료와 3단계 치료의 차이는 식사를 할 때 스플린트를 착용하느냐, 착용하지 않느냐에 있다. 3단계 치료에서, 스플린트를 한동안 착용한 채 식사를 비롯한 일상생활을 하다가 빼고 나면, 위아래 어금니의 교합이 맞지 않게 된다.

치료 전에는 턱 주변 근육이 비뚤어진 상태에서 계속 음식을 씹다 보니 부적절한 위치에서나마 윗니와 아랫니의 교합이 억지로 형성된다.

그러다 스플린트를 낀 채 식사를 하게 되면, 윗니 아랫니의 교합이 서서히 올바른 위치를 찾아가게 되는 것이다. 때문에 3단계 치료 후에는 교합이 맞지 않는다. 반면, 2단계 치료에선 스플린트를 뺀 채 식사를 하기 때문에 치료 후에도 교합에는 큰 변함이 없다(2단계에서도 변화가 오지만 작은 변화이기에 환자가 느끼지 못할 뿐이다).

PR스플린트 치료 이후의 마무리는 치아교정, 보철 그리고 2단계 치료인 AK스플린트로 단계를 낮추는 3가지 방법이 있는데, 환자의 증상과 상태에 따라 선택하여 치료하게 된다.

2단계 AK스플린트는 말 그대로 Applied Kinesiology, 근육을 응용해서 뼈 즉, 관절을 안정시키기 위한 것이다. 비뚤게 움직이는 좌우 교근을 새롭게 리셋 함으로써 안정을 시켜 턱관절을 보호하기 위한 것이다.

물론 2단계 스플린트에는 한계가 있다. 턱 근육이 가장 힘을 쓸 때가 씹을 때이고, 두개골을 가장 압박할 때가 식사를 할 때인데, 2단계 스플린트는 가장 중요한 순간인 식사할 때 장치를 빼는 한계에 부딪치게 된다.

그래서 변화가 큰 치료가 필요할 경우에는 24시간 스플린트를 착용하는 3단계 스플린트 치료를 받아야 한다.

간혹 2단계 치료를 마친 환자에게서 "왜 엑스레이 사진을 안 찍어보냐?"라는 질문을 받는다.

사진을 찍어봐야 상태가 호전됐는지 아닌지를 알 거 아니냐는 것이다. 그러나 2단계 치료 후에는 엑스레이 사진을 찍어볼 필요가 굳이 없는데, 그 이유는 뼈의 위치가 달라지거나 닳아있던 뼈가 재생되지 않기 때문이다.

3단계 스플린트 치료 후에 치아 교정까지 한 환자의 경우에는 교정 전과 후의 차이가 엑스레이 사진에서 드러나는 반면, 2단계는 치료 전과 후의 교합이 크게 다르지 않다. 즉, 근육 변화를 통한 치료인 2단계 스플린트는 엑스레이에 연조직이 잘 보이지 않기 때문에 확인하기 어려운 것이다.

"2단계 치료는 대체 어떤 효과가 있다는 것일까?"라는 의문을 갖는 환자들에게 나는 '꼬부랑 할머니'를 예로 든다.

요즘은 흔치 않으나 시골에 가면 가끔 허리가 많이 굽으신 어르신들, 이름하여 '꼬부랑 할머니'께서 지팡이나 유모차에 몸을 의지하셔서 부지런히 어디론가 걸음을 재촉하고 계시는 모습을 볼 수 있다. 우리들 눈에는 그 모습이 안쓰럽고 심한 통증에 시달릴 것 같아 걱정스러워 여쭈어보면 의외로 그리 아프지는 않다고 말씀을 하신다.

어르신의 말씀이 이상하게 생각이 들지는 모르겠으나 이 말은 허리를 꼿꼿하게 세우지 못하는 불편함은 있지만 그로 인한 고통에 시달리지는 않는다는 것이다(오히려 허리를 펴려면 통증이 있다).

자, 그럼 이런 노인 분들의 엑스레이 사진을 찍으면 결과가 어떻게 나올까? 그리고 그 엑스레이 사진만 보고 증상을 판단하는 것이 과연 옳을까?

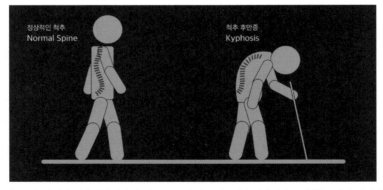

🔹 치아가 손실되면 하악이 후퇴하게 되고 이로 인해 수직고경이 낮아지며 소위 '합죽이'가 되어간다. 그러면서 머리의 위치가 앞으로 나오고 몸은 점점 구부러져 간다.

자연치유시스템(natural healing system)

우리 몸은 망가짐과 동시에 치유가 시작된다. 어떤 병적 상태가 시작되면 우리 몸 안에서는 그것을 복원시키거나 더 이상의 진행을 막기 위해 보호하는 시스템이 가동되는데, 이른바 '자연치유시스템'으로 이 시스템을 얼마나 잘 활용하느냐에 따라 삶의 질이 달라진다.

농촌의 꼬부랑 할머니는 밭에 나가 종일토록 일을 하시는 반면에 도시에 사는 현대인들은 척추가 조금만 휘어도 병원에 입원하고 수술까지 받는다.

인내심의 차이일까? 아니다. 통증이 있고 없고의 차이다.

문제는 근육의 힘이다. 뼈를 움직이는 건 근육이고, 관절을 붙잡아 주는 건 인대이다. 그러므로 몸을 자주 움직여 근육과 인대의 힘을 키우면 문제가 있는 관절이어도 일상생활을 지장없이 할 수 있다.

꼬부랑 할머니는 밭일과 이동에 따르는 몸놀림이 일상이 되어 있어서 근육과 인대가 튼튼해져 휜 허리를 멋지게 보호하고 있다. 그래서 허리가 꺾였음에도 불구하고 고통이나 통증 없이 일을 할 수 있는 것이다.

그러나 대도시에 사는 현대인들의 경우에는 일부러 운동을 다니지 않는다면 평소 이동 시 버스나 지하철을 타고 다니며 엘리베이터와 에스컬레이터를 자주 이용하기 때문에 잘 걷지 않게 되고, 주로 앉아서 생활하는 시간이 많아 상대적으로 근육과 인대가 약할 수밖에 없다.

그렇기 때문에 근육이 뼈와 관절을 돕거나 지킬 수 없다. 발목을 살짝 접질리기만 하여도 크게 고생하는 사람들이 있는데, 다 이런 이유가 있기 때문이다.

예를 들어, 아버지, 어머니 그리고 남매로 구성된 가족이 있는데, 어느 날 아들이 실직이나 어떤 일로 인하여 수입이 없어졌다고 하자. 이때 다른 가족들의 수입이 안정적이라면 경제적으로 크게 어렵지 않겠지만, 만일 가족 구성원들의 수입이 불안정하다면 아마도 그땐 이 가정이 경제적으로 큰 어려움을 겪게 될 것이다.

이와 마찬가지로 우리 몸의 근골격계는 뼈, 근육, 인대 등으로 구성된 한 가정과 같다고 볼 수 있다. 뼈에 부분적인 문제가 발생해도 다른 구성원이 튼튼하면 뼈를 충분히 도울 수 있다.

우리가 몸을 움직인다는 것은 뼈를 자극하는 것으로, 뼈의 근본적인 존재의 이유는 뼈대 즉, 골격을 이루는 것이다.

뼈는 자극을 받아야 그 단단함을 유지하는데, 자극이 사라지면 뼈는 약해지기 시작한다.

무기질이 빠져나가며 뼈가 약해지기 시작하듯이 근육도 이와 마찬가지로 쓰지 않는 근육은 시간이 갈수록 위축(atrophy) 된다.

앞서 설명한, 다리 깁스를 풀기 전과 후와 같은 이치이다. 쓰지 않으면 퇴화하는 건 자연의 섭리이다. 치아를 붙잡고 있는 잇몸뼈 (치조골)만 해도 그렇다.

이를 뽑은 자리를 그냥 놔두면 잇몸뼈도 사라진다.

간혹 틀니를 하려는 분들이 이를 뽑고 나서 한참 만에 치과를 찾는 경우가 있는데, 살펴보면 잇몸뼈가 무너진 상태가 많아 대부분 틀니가 잘 유지되기 어렵다.

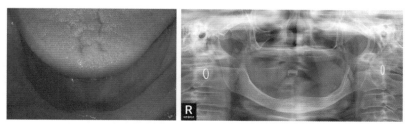

🔵 치아가 상실되면 치조골이 자극을 받지 못하게 되어 뼈가 점점 줄어든다.

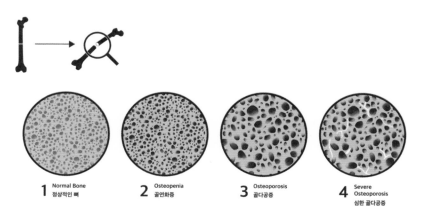

1 Normal Bone 정상적인 뼈 **2** Osteopenia 골연화증 **3** Osteoporosis 골다공증 **4** Severe Osteoporosis 심한 골다공증

🔵 뼈에서 무기질이 빠져나가면서 탈회가 진행되고 골다공증으로 발전하게 된다.

이처럼 뼈는 자극을 받고 힘이 가해져야 골밀도가 유지될 수 있다. 그렇지 않으면 뼈는 탈회되면서 점점 약해지고 퇴화될 수밖에 없다.

그렇다고 운동은 하지 않고 칼슘제만 먹으면 도움이 될 거라 생각한다면 절대 오산이다. 이는 밑 빠진 독에 물을 붓는 것과 다르지 않다.

'뼈는 제 스스로 움직이지 못한다.'는 점을 명심하자.

뼈를 지배하는 것은 근육이다. 관절은 뼈와 뼈의 연결이다. 그런 근육의 밸런스가 깨지면 관절이 뒤틀려서 연골이 망가지고 갖가지 통증이 생기며 관절염으로 진행된다.

그런데 뼈에 초점을 맞추어 인대강화주사나 연골주사 등으로 증세를 완화시키기만 하는 것이 최선일까? 아니면 무너진 근육 밸런스를 다시 제자리로 안정시켜 주는 것이 필요할까? 깊이 생각해 봐야 할 것이다.

2장

나의 턱관절은 괜찮은 걸까?

"

잘못된 자세가 척추와 턱관절을 망가뜨린다.

척추란 무엇인가?

우리 몸의 기둥은 '척추'라 할 수 있다. 그리고 이 척추에 뼈들이 연결돼 2차 관절, 3차 관절로 이어지다 보니, 척추에 문제가 생기면 자연히 연결되어 있는 다른 관절들에게도 영향을 미치게 된다.

그러므로 먼저 척추를 바르게 해야 연결되어진 많은 관절들 또한 따라서 바르게 바뀌게 되는데, 턱관절 역시 예외는 아니다.

만약에 틀어진 척추는 방치해 둔 채로, 증상이 있는 관절만 치료하려 하면 어떻게 될까?

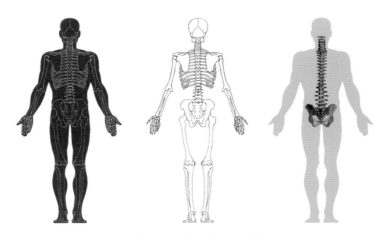

◐ 우리 몸의 기둥인 척추와 연결된 관절들

예를 들어, 집의 기둥이 옆으로 기울었다면, 창틀과 문틀 등도 기둥의 영향을 받아 옆으로 기울 것이다. 이때, 기울어진 원인을 해소하지 않은 채 창틀만 갈아 끼우거나, 틀어진 경첩을 바꾼다고 해서 문제가 해결될까? 아마도 당연히 창틀과 문틀 등이 다시 옆으로 기울 것이 불을 보듯 뻔하다.

이럴 때는 불필요하게 괜한 시간과 돈을 낭비하지 말고 먼저 기둥부터 바로 세운 후 창틀과 문틀 같은 부수적인 문제를 해결하는 것이 맞는 수순일 것이다. 이와 마찬가지로 턱관절을 치료할 때 나는 우리 몸의 기둥인 '척추'에 관심을 갖는다.

척추는 옆에서 봤을 때 '더블S'자가 그려져야 한다. 목뼈는 앞쪽으로 C커브, 등은 뒤쪽으로 C커브, 허리는 앞쪽, 엉덩이는 뒤쪽 그리고 꼬리뼈는 앞쪽으로 C커브를 그려져 전체적으로 '더블S커브'가 된다.

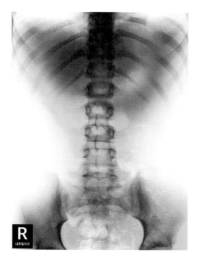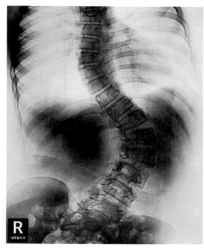

👓 정상인 척추와 심하게 틀어진 '척추측만증'

여기서 기억해야 할 것은 목(경추)과 허리(요추)가 같은 방향으로 C자 커브를 그리며 서로 '보상성 운동'을 한다는 점이다.

보상성 운동이란 서로 보완해 주는 관계를 말한다. 예를 들어, 경추가 틀어져서 머리가 왼쪽으로 기울게 되면 머리의 무게 중심이 척추의 축과 맞지 않게 되므로, 허리를 반대로 틀어서 머리가 다시 척추 축과 맞도록 조절하는 것이다.

이처럼 사람의 척추가 두 개의 S자를 이어놓은 형태를 띠는 건 머리와 상체로부터 가해지는 무게에 대해 적절한 완충작용을 하는 것으로, 마치 스프링과 같은 역할을 한다고 보면 된다.

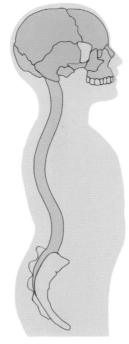

🔵 척추의 S커브를 따라 척수도 S커브를 그린다.

이렇게 함으로써 체중을 지탱하고 또 외부로부터의 충격을 견디어 낸다. 만약에 척추가 일자의 형태였다면 걷거나 달릴 때마다 외부의 충격이 척추에 그대로 가해져 버티기 힘들었을 것이다.

척추의 문제, 특히 일자목과 턱관절

우리 몸의 기둥인 척추를 망가뜨리는 원인으로는 대략 여섯 가지 정도의 요인이 있는데, 이 요인들이 무엇인지, 내가 뭘 잘못하고 있는지, 지금부터 이에 대해 알아보기로 하자.

첫째, 걷지 않고 앉아 생활하면서 척추의 전후 밸런스가 깨진다.

인간은 4백만 년 동안 직립보행을 해 왔다고 한다. 옛날 얘기할 것 없이 우리의 할머니 할아버지만 봐도 알 수 있다.

가까운 곳은 당연하고 좀 먼 거리도 웬만하면 걸어 다니셨는데, 교통이 발달하지 못한 시대에는 신체의 다리가 유일한 이동 수단이었기에 걸어 다니는 것은 일상이었다. 그런데 교통이 발달되고 경제적으로 여유로워지면서 생활에 변화가 생겨났는데, 일단 현대인들은 덜 걷고 주로 앉아서 생활한다는 것이다.

우리 치과에 턱관절 질환으로 내원하는 환자의 60% 이상이 20대 전후인데, 젊은 환자가 많다는 것이 이상하지 않은가?

턱관절도 신체 장기나 다른 관절들처럼 쓰면 쓸수록 망가지는 게 당연한 법인데, 그렇다면 턱관절 환자도 50~60대 이상이 가장 많아야지 왜 20대 환자들이 가장 많은 것일까?

이는 비단 우리 치과나 우리나라만의 특성은 아니다. 미국이나 유럽도 마찬가지로 젊은 층에서 턱관절 환자가 많이 발생하는데, 그 이유는 현대 젊은이들의 일상생활에서 찾을 수 있다.

과거의 젊은이들과 달리, 현대의 젊은이들은 주로 앉아서 생활한다. 특히, 우리나라의 청소년들은 학교와 학원에서 하루 종일 앉아 있는데, 신체가 완성되어가는 가장 중요한 성장기에 걷거나 잘 움직이지 않는 것이다.

성인이 되어서도 크게 달라지지 않는다. 집에서도 직장에서도, 집과 직장을 오가는 중에도 주로 앉아서 생활한다. 이 때문에 성장기 때 이미 척추가 휘는 경우가 태반이고, 성인이 되어서도 안 좋은 습관이 그대로 이어져서 척추가 스스로 밸런스를 잡을 틈이 없다보니, 그로 인해 척추측만증이 많이 생겨나고 있다.

그렇다면 어떻게 해야 할까? 의자 생활이 주가 된 일상을 단박에 바꿀 수는 없는 노릇이지만, 의자에 앉더라도 바른 자세로 앉는 것이 하나의 해법이 될 수 있다. 대부분 엉덩이를 의자 중간쯤 걸친 상태에서 구부정한 자세로 앉으니 요추는 오히려 뒤쪽으로 C자 커브를 그리게 된다. 그러므로 엉덩이를 등받이에 바짝 대고 허리를 펴면 요추가 자연스레 앞쪽으로 C자 커브를 그리며 바른 자세를 유지할 수 있다. 목과 허리는 앞쪽으로 C자 커브가 되어야 함을 상기하자.

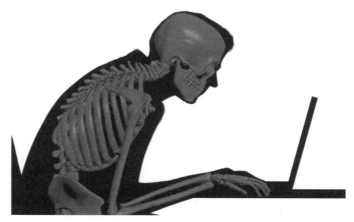
○ 구부렸을 때 자세로 인해 척추후만증이 시작되기도 한다.

둘째, 똑바로 자지 않으면 척추의 좌우 밸런스가 무너진다.

자는 자세는 천차만별이다. 옆으로 자는 사람, 엎드려 자는 사람, 뭔가에 기대어야 잠이 드는 사람, 똑바로 누워서 자다가 자세를 나쁘게 바꿔 자는 사람 등 다양하다.

예전에 우리 할머니는 "잠은 송장처럼 자야 한다."라고 말씀하곤 하셨다. 이는 죽은 사람처럼 똑바로 반듯하게 누워서 힘을 빼고 마치 '송장'처럼 자야 몸에 무리가 가해지지 않는다는 의미이다.

"똑바로 누우면 허리가 아파요.", "불편해서 잠들 수가 없어요."라고 하는 사람들이 많다. 이런 증상은 당연하다. 왜냐하면 척추가 비뚤어진 사람이 바로 누워 자려니 불편할 수밖에 없는 것이다. 잠자는 습관을 바꾸기는 쉽지 않다.

그렇다고 잠만 바로 잔다고 척추를 바로잡을 수 있는 것도 아니다. 척추를 망가뜨리는 나머지 다섯 가지 요인도 함께 고쳐나가야 한다. 좀 더 자세한 얘기는 뒤에서 다루겠다.

셋째, 비뚤게 앉으면 낮에도 좌우 밸런스가 무너진다.

우리의 일상 행동을 가만히 들여다보자. 틈만 나면 시간과 장소를 불문하고 스마트폰을 보느라 늘 고개를 숙이고 자라목을 한 채로 있다. 그냥 앉아 있을 때도 한 손으로는 무릎에 팔을 기대거나, 다리를 꼬고 앉고, 턱을 괴고, 소파에 누워 TV를 보는 등의 습관이 밤낮으로 우리 몸의 좌우 밸런스를 망가뜨리고 있다.

팔다리가 한쪽으로 틀어지면 척추도 틀어지면서, 그로 인하여 우리 몸에 문제가 발생한다. 앞서 말했듯이 우리 몸의 기둥인 척추가 망가지면 척추에 연결된 다른 여러 관절들이 틀어진다.

그러므로 똑바로 걷고, 똑바로 자고, 똑바로 앉는 것이 중요하다. 우리가 사는 생활 속의 모든 행동에서 바른 자세를 유지하려는 노력이 필요한 것이다.

그런데 부득이하게 다리를 꼬고 앉아야 자신감이 생긴다거나, 옆으로 누워 자야만 잠이 잘 온다거나, 업무를 볼 때 시선이나 몸을 한쪽으로 돌려 고정해야 하는 등의 이유로 어쩔 수 없이 부적절한 자세를 취하게 되는 경우도 있다.

그렇다면 그 반대의 자세도 취하여 보상 운동을 해주면 어떨까? 즉, 도저히 어쩔 수 없다면 밸런스를 맞춰 주자. 이러한 노력을 통하여 근육의 밸런스를 맞추는 것이 중요하다.

왼쪽으로 다리를 꼬고 앉아 있었다면 오른쪽으로도 다리를 꼬고 앉고, 벽을 보고 오른쪽으로 누워야 잠이 온다면 가끔은 의식적으로 반대로 누워 벽을 왼쪽에 두고 자도록 노력한다. 또한 매일 오른쪽을 봐야 하는 일을 한다면 왼쪽으로 스트레칭을 하자. 세계적인 골프 선수 타이거 우즈가 마무리 운동을 스윙의 반대 방향으로 하는 것도 바로 반대 방향으로 밸런스를 잡아주기 위함이다.

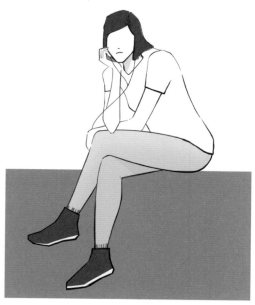

🔄 다리를 꼬면 고관절이 틀어지고 골반에도 영향을 끼친다.

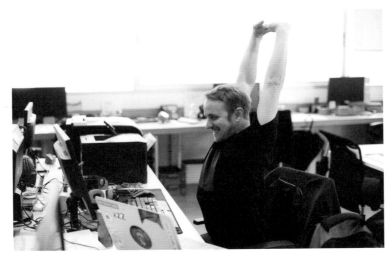
◑ 오래 앉아야 하는 경우, 자주 스트레칭을 해주도록 한다.

넷째, 외상은 평생 나를 괴롭힌다.

"한번 다치면 평생 간다."는 말이 있다. 잠을 자다가 침대에서 굴러 떨어지거나, 자전거 타다 넘어지거나, 접촉사고로도 평생 문제가 될 수 있다.

예를 들어, 가벼운 교통사고를 당하고 나서 처음에는 별다른 이상이 없는 듯하며 괜찮은 줄 알았는데, 며칠이 지나면서 뒤늦게 뒷골이 당기고, 두통이 나타나는 경우가 있다.

우리 몸은 스스로 '자연치유시스템(Natural Healing System)'이 갖춰져 있다. 그래서 다리가 골절되었을 경우, 부러진 다리를 다시 회복시키는 것은 의사가 아니라 내 몸의 '자연치유시스템'이다. 물론 의사가 부러진 뼈가 어긋나지 않게 바로잡아주고 감염되지 않도록 조치를 취해 주면, 우리 몸 스스로가 '조골세포'를 만들어 내어 뼈가 잘 붙도록 하여 준다. 환절기에 우리가 자주 걸리는 감기의 경우도 의사는 증상을 완화시키는 약을 처방해 주는 것이고, 감기 바이러스를 극복하는 것은 역시 우리 몸의 면역 시스템이다.

그렇다면 한 가지 의문 생길 것이다.

"이렇듯 스스로가 자연스럽게 치유의 과정을 거치며 회복되는데, 왜 외상이 평생 나를 괴롭힌다고 하는 거지?"

그 이유는 '흉터' 때문이다. 특히, 눈에 보이지 않는 내재성 흉터에 문제가 더 많다.

우리 몸은 '자연치유력'을 갖추고 있지만, 불행하게도 아직 갖추지 못한 '치유력' 중에 하나가 교통사고로 인한 후유증이다.

우리 몸은 빠르게 움직이다가 손상을 입는 경우에 대한 대처가 미흡하다.

결국 이러한 손상에 대한 '치유력'이 떨어진다는 얘기이다.

인간이 직립보행을 하며 진화해 온 지가 수백만 년이다. 예전에는 빠르게 움직이다가 다치는 경우라고는 절벽에서 떨어져서 골절상을 입거나 말을 타다가 낙마를 하는 경우가 아니면 거의 없을 것이다.

그래서 우리들은 롤러코스터를 타면서 평소에 경험해 보지 못한 짜릿한 쾌감을 느끼고 스포츠카를 타면서 고속으로 달리는 흥분과 불안감을 동시에 즐기기도 한다.

나는 Road Rage(도로에서 벌어지는 운전자들의 난폭한 행동)도 이로 인하여 생긴다고 본다.

현대인에게 있어서 교통사고는 이제 그리 놀랄만한 일이 아닐 정도로 너무 많이 일어난다.

그러나 교통사고는 일반적으로 생각하기에 대형 사고만 커다란 문제가 되는 줄 알겠지만, 흔하디흔한 가벼운 접촉 및 추돌사고도 문제를 일으킨다.

예를 들어, 뒤에서부터 받히게 되는 추돌사고는 목뼈에 충격이 가해지는데, 대부분의 경우 경추가 손상 받을 정도의 충격이 아니기에 X-Ray 상에서는 이상이 없어 보인다. 그러나 근육과 인대 등 연조직이 손상 받은 경우가 많고 뼈를 움직이는 것은 근육이기 때문에 시간이 지날수록 문제가 나타나기 시작한다.

우리 몸이 진화되어 오면서 그 오랫동안 경험해 보지 못한 이러한 손상들에 대해서는 그만큼 '치유'가 힘들고 평생 우리를 괴롭히게 되므로, 제때에 치료를 받지 않으면 평생 후유증에 시달리게 된다는 사실을 명심해야 한다.

또한 겉으로 드러나 보이는 상처만 치료한다고 해서 되는 것이 아니라, 우리 눈에 보이지 않는 안에 생긴 상처와 흉터(Internal Scar Tissue)의 치료에도 집중해야 한다.

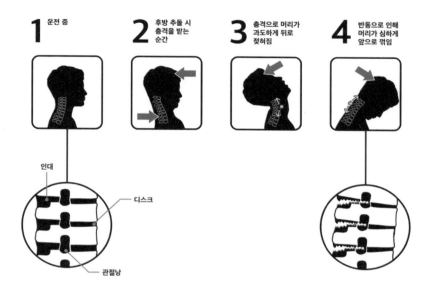

1 운전 중

2 후방 추돌 시 충격을 받는 순간

3 충격으로 머리가 과도하게 뒤로 젖혀짐

4 반동으로 인해 머리가 심하게 앞으로 꺾임

인대
디스크
관절낭

🔵 뒤에서 추돌 당하는 편타성 손상은 교통사고 후유증을 남긴다.

만약, 어쩔 수 없이 치료시기를 놓쳤다면 지금부터라도 틈나는 대로 마사지나 스트레칭 등으로 관리해 주어야 한다.

어깨를 다쳤는데, 지금은 증상이 거의 없다고 방치하다가는 나이 들어 어깨를 움직일 수 없게 될 수도 있으므로, 평소에 자주 어깨를 움직여서 윤활유 역할을 하는 활액을 원활히 하고 근육 인대가 굳어지지 않도록 해야 한다.

이것은 마치 레미콘 트럭이 콘크리트가 굳지 않도록 믹서 통을 계속 돌리고 있는 것과 같은 이치라 할 수 있다.

현대사회에서의 외상은 교통사고뿐만이 아니다. 인간은 산업 발달에 따른 문명의 이기를 만끽함과 동시에 그에 동반되는 다양한 위험 요소에 노출되어 있다.

그럼에도 이미 생활 속 깊숙하게 침투해 와서 우리 생활에 무의식적이고, 습관적으로 사용되고 있다는 것이 문제이다.

예를 들어, 살아가는 데 필요한 생필품인 화장지, 세제, 물, 음식의 재료, 학용품 그리고 그것을 담고 있는 다양한 포장재에 이르기까지 인공 또는 합성 제품들이 난무하고 있는 것을 들 수 있다.

이렇게 급작스럽게 늘어나서 증식된 각종 위해 요소들로부터 우리 몸 스스로가 방어기전을 갖추기도 전에 이미 손상을 입고 있다는 사실에 그 심각성이 있다.

하지만 정작 중요한 것은 그러한 현실을 잘 알고 있음에도 불구하고, 편리하다는 미명 아래 어쩔 수 없이? 습관적으로? 지속적인 사용이 계속 이어지고 있다는 점이다.

물론 다양한 방법으로 범세계적 환경운동에 대한 홍보와 함께 여러 단체에서 캠페인과 방송을 통해 알리고 있지만, 피부로 느껴지는 안전함보다는 편리함에 손을 뻗는 무심한 행동이 스스로를 위험에 노출시킨다는 사실을 알아야 한다.

식물들의 경우에는 자기 자신을 보호하기 위해 약리작용이 있는 '알칼로이드'를 생성하는데, 인간은 이런 알칼로이드를 이용해서 치료약을 만들거나, 해충으로부터 우리를 보호하기도 하고, 그 독특한

향을 즐기기도 한다.

또한, 약간의 독성이 있는 식물이라 하더라도 사람이 자주 접하다 보면, 그 독성의 중화 방법을 우리 몸 스스로가 터득해 가는데, 그러기 위해서는 얼마간의 시간이 필요하다.

그러나 이렇게 자연에서 얻는 천연의 물질과는 달리 최근 수십 년 동안만 해도 셀 수 없이 많은 인공·합성 화학물질들이 실생활에 활용됨을 상기할 필요가 있다.

물론, 실험실에서 각종 테스트를 거치고, 동물실험과 인체실험을 통해 안정성을 입증했다고는 하지만, 과연 그것을 그대로 믿고 받아들여야 하는 것에는 의문이 있다.

어떤 합성 물질들은 수십 년 축적된 뒤에야 유해성이 나타나기도 하고, 수많은 제품이 개발되어 나름 유용하게 사용해 왔는데, 시간이 지난 어느 시점에 도달해서 보면 과학적인 분석법이 발달하여 그 위해성이 증명되고, 어느 날 갑자기 우리 생활에서 퇴출되어 버린다.

그런데 중요한 것은 그 제품이 퇴출된다고 해서 우리 몸속에 쌓인 유해물질까지 함께 사라지지 않는다는 것이다.

지금이라도 우리 몸이 스스로 치유력을 갖추려면 어느 정도의 시간이 필요하다. 그러므로 그 기간 동안은 '가급적 인간이 만들어 낸 인공·합성첨가물을 피하라!'고 권하고 싶다.

다섯째, 스트레스로 인한 근육의 과긴장이다.

아마 스트레스를 받지 않는 사람은 거의 없을 것이다. 저마다 나름대로의 스트레스를 받으며 살아가는데, 여기서 생각할 것은 스트레스를 받는 것은 어쩔 수 없다 하더라도 스트레스로 인해 생기는 나쁜 습관은 고쳐야 한다는 것이다.

우리가 스트레스를 받거나 긴장하면 자신도 모르게 이를 꽉 깨물게 되고, 격투기 선수들도 시합 전 긴장감 때문에 이를 악물고 서있는 모습을 어렵지 않게 볼 수 있다. 문제는 이처럼 이를 꽉 무는 순간, 턱에 무리가 간다는 것이다.

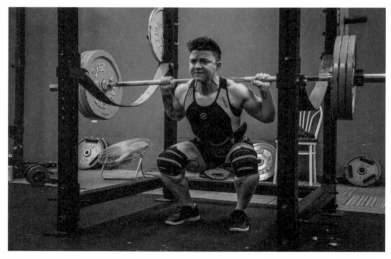

⚬ 저작 시 뿐만 아니라 힘을 줄 때도 이를 물게 된다. 운동선수가 아니라면 운동 시 이를 악무는
정도는 정상 범주라고 볼 수 있지만, 스트레스를 받아 이를 악무는 경우에는 문제를 일으킬 수
있다.

윗니와 아랫니는 하루 중 식사할 때만 만나게 되는데, 그 시간을 합하면 13분(밥 먹는 시간을 말하는 것이 아니고 상하 치아가 붙는 시간) 정도가 된다고 한다. 나머지 23시간 47분 동안은 윗니와 아랫니 어금니가 떨어져 있어야 한다.

그렇게 하기 위해서는 씹는 근육인 교근의 긴장을 풀고, 어금니를 살짝 띄워야 한다. 지금 한번 어금니를 꽉 깨물어 보자. 그리고는 꽉 문 어금니의 힘을 툭 풀어 보자. 그렇게 닿을 듯 말 듯 한 상태로 윗니와 아랫니가 떠 있어야 한다. 좀 더 자세한 것은 뒤에 설명하도록 한다.

몸을 릴렉스시키는 것, 이것이 턱관절 치료 방법의 포인트 중 하나이다. 잔뜩 굳어 있는 긴장된 몸은 다치기 쉽다. 운동을 하기 전에 스트레칭을 하는 것은 바로 그런 이유이다.

여섯째, 턱이 괴롭힌다.
턱은 회전운동을 한다. 회전하는 모든 것은 회전축이 있다. 턱의 회전축은 경추 2번에서 1번 쪽으로 튀어나와 있는 '덴스(dens)'라는 돌기에 형성된다.

만약, 하악이 좌우대칭을 이루지 못한 상태로 음식을 씹게 되면, 씹을 때마다 회전축이 있는 경추 1번과 2번에 뒤틀리는 힘이 가해지고 '상부경추(upper cervical)'가 틀어지게 된다.

앞에서 경추와 요추는 함께 앞으로 S커브를 그려야 한다고 했다.

즉, 경추와 요추는 보상성 운동을 한다. 바로 경추 1, 2번과 요추 4, 5번이다. 턱관절의 비대칭으로 인해 경추 1, 2번이 틀어지면 요추 4, 5번도 영향을 받는다. 목, 어깨가 불편한 환자들이 시간이 지나면 허리까지 불편해지는 경우이다.

턱의 문제 때문에 척추가 망가지는 것이다. 거기다 자세까지 나쁘면 척추는 점점 더 망가질 것이다.

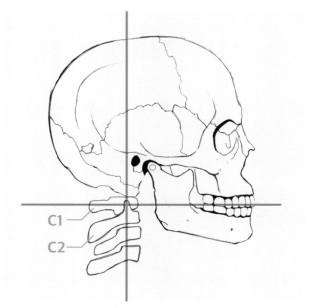

◐ 턱관절의 회전운동 축은 경추 C1, C2에 형성된다.

척추가 우리 몸의 기둥이라면 우리 몸의 대들보는 골반

턱관절은 척추를 위쪽에서 조정한다고 해서 핸들 역할을 한다고 하고, 척추를 받쳐 주는 역할은 골반이 담당하기에 골반을 대들보라고 부른다. 이 골반의 천장관절(Sacro-iliac Joint)이 턱관절 다음으로 중요하다고 카이로프랙틱(약물이나 수술 대신, 신경·근육·골격을 다루어 치료하는 대체의학 분야) 닥터들은 강조한다.

턱이 비뚤어져서 목, 어깨, 허리, 골반으로 타고 내려오는 척추질환을 '하행성 척추질환(Descending Pattern)'이라 하고, 골반이 틀어져서 허리, 어깨, 목, 턱으로 타고 올라오는 질환을 '상행성 척추질환(Ascending Pattern)'이라고 한다.

일반적으로 사고가 일어나지 않았음에도 척추에 이상이 있다면 자세에 문제가 있는 경우가 가장 많고, 그 밖에 턱관절과 골반의 문제 때문에 척추에 이상이 생기는 경우도 적지 않다. 그러므로 척추의 이상은 대부분 이런 다양한 원인이 복합적으로 관여하고 있다고 보는 것이 타당할 것이다.

만일, 골반 등의 문제로 인해 상행성으로 턱관절에까지 영향을 미친 경우라면 턱을 치료해도 효과가 크지 않을 것이 분명하다. 골반에 이상이 생겨 시작된 증상이니 당연히 골반을 먼저 바로잡아야 효과가 제대로 나타날 수 있다.

특히, 우리 몸의 기둥인 척추와 우리 몸의 대들보라고 하는 골반 사이의 천장관절이 건강해야 한다.

천장관절은 왼쪽 오른쪽 모두 견고하게 연결되어 있어야 하는데, 의외로 많은 사람들의 한쪽 천장관절이 헐거워져 있다고 한다.

그 이유는 역시나 비뚤게 짝다리를 짚고 서 있거나, 비뚤게 앉거나,

비뚤게 잠을 자기 때문이라고 한다. 또한, 미끄러져 넘어지거나, 출산 후 산후조리가 잘 못 되어 이완되었던 척추와 골반이 제 위치로 회복이 안 된 경우 한쪽 천장관절이 헐거워지면서 다른 천장관절은 더 팽팽해져 밸런스가 깨지게 되는데, 심한 경우 엉덩이가 틀어져 보인다고 하여 '짝궁뎅이'라는 얘기를 듣기도 한다.

 여성들은 치마를 입었을 때 치마가 한쪽으로 자꾸 돌아가거나 치맛단의 한쪽이 짧아 보이는 경우, 남성들은 바지 한쪽이 처지거나 구두굽이 유독 한쪽만 많이 닳는 경우라면 천장관절을 한 번쯤 의심해 볼 수도 있다.

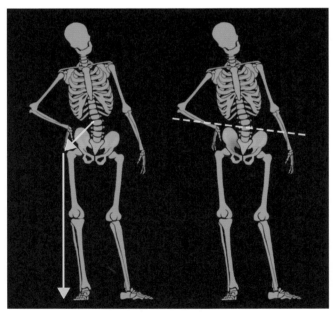

 ◑ 오래 서 있게 되면 짝다리를 짚는 경우가 많기 때문에 반대로도 균형을 맞춰 주어야 하며 자주 스트레칭을 해준다.

닳아버린 뼈는 재생되지 않는 것처럼(최근에 뼈조직 성장물질에 대한 개발 소식이 들림), 망가진 턱관절 머리 역시 다시 자라지 않는다.

그러므로 더 이상 손상이 진행되지 않게 해야 하기 때문에 원인을 찾아 교정을 해야 할 것이다.

그렇다면 이번 기회에 우리 몸의 이상 증상에 대한 근본적인 원인이 무엇인지도 한번 생각해 보도록 하자.

예를 들어, 누군가 자꾸 집에 돌을 던져 유리창을 깨뜨린다면, 돌을 던지지 못하게 하는 것이 근본적인 해결 방법이지, 유리창을 갈아 끼운다고 문제가 해결되는 것은 아닐 것이다.

평생 병원을 다니며 약물치료와 물리치료를 받아 잠시 호전되어 보이다 재발하면 또 병원에 가서 약물치료와 물리치료를 받는 것을 반복하며 사는 일은 없어야 한다.

턱관절과 척추의 관계는 이것들을 망가뜨리는 나쁜 자세와 습관들을 이해하고 고쳐나가야 한다.

물론 예방이 제일 중요함에도 불구하고 우리들은 증상이 나타나야 뒤늦게 움직인다. 왜냐하면 아픈 증상이 없는데 굳이 예방을 하기 위해 배어 있는 습관과 편안함을 포기하고 불편함을 감수하면서 시간을 할애하는 것이 결코 쉽지 않기 때문이다.

"늦었다 생각할 때가 가장 빠를 때이다."

의사로서 꼭 공감하는 말은 아니지만 환자에게는 그나마 위로가 되는 문구이기는 하다.

몇 가지 당부의 말을 드리자면,

'늦었으니 더욱 열심히 해야 한다.'

'한 가지만 고친다고 되지 않는다.'

'모든 잘못된 것은 같이 교정해야 시너지 효과를 얻을 수 있고, 아름다운 화음으로 되돌아온다.'

2장 02
누우면 죽고 앉으면 병나고 서서 걸어야 산다.

병원에 입원해서 수술을 받고 회복 중에 있던 경험을 가진 사람들은 모두 공감하겠지만, 의사 선생님들이 회진을 와서 하는 이야기는 한결같이 "누워 있지 말고 자꾸 걸으세요!"라고 하는데, 여기에는 다 그럴만한 나름의 이유가 있다.

이상하게도 사람들은 환자복만 입으면 자꾸 침대에 드러누우려 하고, 보호자들도 편히 누워 있으라며 상전 모시듯 한다. 마치 그래야 병이 빨리 낫는 것처럼...

물론 아프면 기운이 없으니까 누워 있는 것이 자연스러워 보이지만, 잘 생각해 보면 그렇게 누워만 있게 되면 오히려 근골격계가 약해져 간다는 것을 알 수 있다.

왜냐하면 근육은 사용하지 않으면 약해지고, 뼈는 자극을 받지 않으면 무기질이 빠져나간다고 앞에서도 여러 차례 강조했다.

물론 환자에 따라서는 움직이면 안 되는 경우도 있지만, 의료진이 허용하면 몸을 자주 움직여 주는 것이 옳다.

예를 들어, 열심히 일을 하다가 모처럼 쉬는 휴일을 떠올려 보자. 평소에 일을 할 때면 가만히 누워 쉬고 싶은 마음이 간절하기에, 주말이 되면 상상한 대로 아무것도 하지 않고 침대 또는 소파와 한 몸이 되어 누워 있게 된다. 이러한 행동은 평일 내내 고생한 내 몸에 휴식을 주었으니 몸이 가뿐해야 할 텐데, 결과는 반대로 쉬면 쉴수록 몸이 더 뻐근하고 아프다. 왜 그럴까?

답은 간단하다. 하루 종일 올바르지 못한 자세로 앉거나 누워 텔레비전을 시청했을 테니, 등은 굽고, 엉덩이는 쑤시고, 다리는 저리고, 허리가 아프다.

그래서 좀 움직이려고 일어서면 몸에 힘이 들어가지 않는 것을 느끼거나 간혹 일어나는 순간 어지러울 때도 있다. 그렇게 금쪽같은 주말은 흘러가고, 휴일 다음날은 몸이 천근만근인 상태인 채 터덜터덜 일터로 향하게 된다.

그러나 반대로 주말에 가족과 같이 공원을 거닐거나, 자전거를 타거나, 둘레길을 걷거나, 혹은 집안 대청소라도 하고 나면 비록 근육은 잠시 피곤하겠지만, 전신은 개운한 상태로 한 주를 맞이할 수 있다는 사실을 많은 사람들이 경험으로 알고 있을 것이다.

허준 선생이 쓰신 동의보감에 이런 글귀가 있다.

"약보(藥補)보다 식보(食補)가 낫고, 식보 보다는 행보(行補)가 낫다."

이 글귀에 담겨진 뜻은 '몸을 약으로 보호하는 것보다 음식으로 보호하는 게 낫고, 음식으로 보호하는 것보다 걷는 게 더 낫다.'는 의미이다.

발은 척추와 연결되어 중추 역할을 담당하고 있지만, 실은 심장에서 내려 보낸 혈액을 다시 온몸으로 보내는 펌프 작용도 하기에, 발을 '제2의 심장'이라고도 하고, '발이 건강하면 온몸이 건강하다.'라는 말도 있다.

이렇게 중요한 발을 자극하며 걸으면 당연히 혈액순환이 잘 된다. 걷기 역시 운동 중에 하나이니 근력이 증가하고, 몸속 지방도 줄어든다. 골다공증 예방에 당뇨병 개선 등 다양한 건강상의 이점이 생긴다.

그래서 명의 허준 선생이 수백 년 전에 이미 걷는 게 몸에 가장 좋다고 했을 것이다.

그래서 우리 치과에서는 환자에게 스플린트를 끼울 때 올바르게 걷는 방법을 함께 전한다. 다시 말하지만 턱관절과 척추는 밀접한 관련이 있으며, 척추를 바로 세우는 것은 걷는 것에서부터 시작하기 때문이다.

하루에 최소한 40분 이상은 걷자. 공부하랴 일하랴 바빠서 따로 걷기 운동에 투자할 시간이 없다면 한 정거장 전에 내려서 목적지까지 걷도록 하자. 자세는 가슴을 펴고 머리를 세우며 근육에 힘을 빼고 척추가 더블S를 유지할 수 있도록 이미지화(생각) 하면서 발뒤꿈치부터 닿게 걷도록 한다.

발바닥에서 제일 두꺼운 부위는 뒤꿈치이다. 뒤꿈치로 걸으려고 굳이 신경 쓰지 않아도 되는데, 그 이유는 대부분의 사람들이 뒤꿈치를 먼저 땅에 대면서 걷기 때문이다.

물론, 하이힐을 신었을 경우에는 뒤꿈치로 걷지 못하기 때문에 사무실 등에서는 편한 신발로 바꿔 신도록 한다.

평지에서는 뒤꿈치부터 걷게 되는 것이 자연스러운 일이지만 내리막은 그러기가 쉽지 않다. 산에 갔다 내려올 때를 생각해 보면, 대부분의 사람들은 발의 앞부분부터 땅을 디디며 내려온다. 이렇게 되면 체중이 무릎에 실려 무릎이 부담을 느끼게 된다. 그러므로 내리막길에서는 뒤꿈치부터 닿도록 한층 보행에 신경을 써야 한다.

그렇다면 계단에서는 어떻게 걸어야 할까?

계단은 폭이 좁아서 뒤꿈치로 오르기가 쉽지 않을 수 있고, 단차가 있어 뒤꿈치로 내려올 수도 없다. 무리하게 이 원칙을 지키려 하면 사고로 이어질 수 있음을 명심해야 한다.

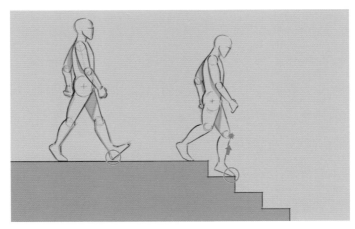

↪ 계단은 뒤꿈치로 내려오기 힘들기 때문에 무릎에 체중이 가해진다. 무릎 관절이 안 좋은 분들은 주의해야 한다.

그래서 가능하면 계단은 오르기만 하고 내려올 때는 엘리베이터나 에스컬레이터를 이용하도록 한다. 만일 여의치 않으면 계단을 내려올 때 천천히 내려옴으로써 무게 중심축이 뒤쪽 가까이에 실리도록 하면 무릎에 걸리는 하중을 줄일 수 있다.

계단 오르기 운동은 있지만 계단 내려오기 운동이 없는 것도 그런 이유이다. 또한 요리를 하거나 설거지를 하는 등 서서 오래 일 해야 하는 경우에도 무릎에 하중이 걸리지 않도록 해야 한다.

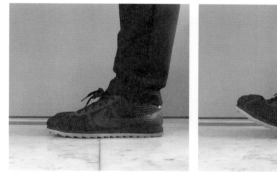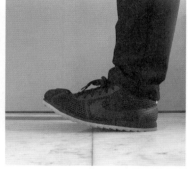

ⓒ 서 있을 때에 가끔 앞발을 들어 제대로 서 있는지 확인이 필요하다.

그래서 그런지 서서 일을 많이 하는 서비스업에 종사하시는 분들이나 전업주부에게 무릎 관절염이 많이 나타나고 있다.

뒤꿈치로 잘 서 있는지를 확인할 수 있는 방법은, 앞발을 살짝 올려 봤을 때 앞발이 자연스럽게 들어진다면 발뒤꿈치로 잘 서 있는 상태라 할 수 있다.

뭐든지 '운동'이라고 생각하면 하기가 싫어지는 것이 사람의 마음이다. 지금 당장 효과가 나타나지는 않더라도 그래도 걷자. 처음 시작은 힘들겠지만 그래도 금방 적응될 것이다.

걷는 것만큼 쉽게 적응되는 것도 없다. 아마도 인류가 수백만 년을 걸으며 살아왔기에 그럴 것이다.

러닝머신은 시간과 공간의 제약을 받을 때 이용하도록 하고 평소에는 잠시 잊고 야외에서 걸어 보자.

야외에서 걸으면 엔도르핀과 세로토닌 등과 같은 호르몬이 분비되며 행복감을 느끼게 된다. 또한 야외에서 햇볕을 쪼이면 비타민D가 만들어지고 관절이 좋아진다.

OECD 국가 중 한국 여성들의 비타민D 수치가 가장 낮다고 한다. 햇볕으로 인한 피부암이 걱정되시는가?

그렇다면 한번 주변에 피부암으로 고생하는 사람이 많은지 관절염이나 골다공증으로 고생하는 사람이 많은지 잘 생각해 보자. 그래도 기미 등이 걱정이 된다면 넓고 큰 챙이 달린 모자를 쓰고 눈으로라도 간접적으로 햇빛을 느껴 보자.

'하루 40분 걷기'가 나의 근골격계를 지켜줄 것이다.

잠은 송장처럼 자라?

낮에 활동을 한다는 것은 많은 근육을 이용하여 움직였다는 것이고, 그렇게 피곤해진 근육을 쉬게 해주기 위해 밤에는 잠을 자야 한다.

우리가 잠을 자는 이유는 뇌의 활동을 회복시켜주는 것이라 알려져 있다. 우리는 깨어 있는 동안 눈을 통해 최고 화질의 동영상을 찍고 온갖 소리를 듣고 느끼면서 보낸다.

이러한 많은 정보를 자는 동안 정리하고, 필요한 물질을 만들어 보충하기도 한다. 성장기 때는 성장호르몬의 분비로 몸을 키워준다.

질 좋은 잠을 자면 하루의 에너지를 충분히 채워줄 것이다.

그런데 현대인들은 질 좋은 잠을 자지 못한다. 평소에도 복잡한 사회구조로 인해 많은 스트레스를 알게 모르게 받게 되고 그럴 때마다 이를 악무는 습관이 생기는데, 이것이 잠을 잘 때도 이어진다.

낮에 부려먹은 근육을 편하게 잠을 자며 풀어줘야 하는데 오히려 온갖 걱정거리와 잡생각으로 이를 악무는 '클렌칭(Clenching)'이 생기고 그로 인해 턱 주위 근육들이 과긴장을 하게 된다.

클렌칭을 1단계 이갈이 즉, '소리가 나지 않는 이갈이'라 한다. 이를 악물고 비비면 2단계 이갈이 '소리가 나는 이갈이'가 된다. 자면서 근육을 풀어주지는 못할망정 과긴장으로 인해 아침에 일어나면 목과 어깨가 뻐근하고 턱관절이 부드럽지 못하며, 두통이 발생하기도 한다.

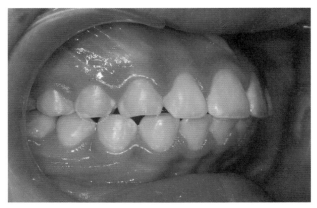

🔵 이갈이로 인해 송곳니와 작은 어금니들의 교모가 관찰된다.

잠을 송장처럼 잔다는 것은 무슨 의미일까? 말 그대로 죽은 듯이 잠자리에 들라는 의미이다. 여기에는 두 가지 의미가 있다. 하나는 똑바로 누워 자라는 것이고 다른 하나는 힘을 빼고 자라는 의미이다.

하루 일과를 마치고 잠자리에 들 때는 천장을 보고 똑바로 눕도록 한다. 그리고 팔은 몸 옆에 편하게 두면 된다.

그리고 알려주는 다음 세 가지를 기억하며 잠에 들도록 하자.

하나, 온몸의 힘을 뺀다.

편히 누운 것 같지만 한 번 더 힘을 빼면 또 힘이 빠진다. 우리의 많은 근육이 항상 긴장하고 있다. 근육의 힘을 빼고, 몸을 중력에 맡기고 눕는다.

둘, 이를 악물지 않는다.

즉, 위아래 어금니가 자연스레 떨어져 있어야 한다.

셋, 기분 좋은 상상을 한다.

맘에 맞는 친구와 여행을 하는, 또는 내가 원하는 것이 이루어지는 상상을 한다.

그러나 현실은 과연 어떠한가?

잠을 자려 자리에 들어도 낮에 있었던 일, 마무리 못한 일, 내일 해야 할 일들을 생각하고, 이리 뒤척 저리 뒤척이며 잠들지 못하거나 악몽을 꾸는 등 꿈자리가 뒤숭숭해진다.

심리학자 어니 J 젤린스키(Ernie J. Zelinski)는 우리가 하는 걱정의 40%는 절대 현실로 일어나지 않으며, 30%는 이미 일어난 일에 대한 것이고, 22%는 지극히 사소한 것이며, 4%는 우리 힘으로 어쩔 수 없는 것이기에 그 나머지 불과 4%만이 우리 힘으로 해결해야 하는 것이라고 말한다. 이른바 '램프증후군(Lamp syndrome)'으로 우리에게 많이 알려진 이야기다.

걱정을 하지 않을 순 없지만 젤린스키의 말처럼 고민한다고 해서 해결될 수 있는 것이 고작(?) 4%라는데, 굳이 잠을 설쳐가며 할 필요는 없다.

'고민은 낮에 하고, 밤엔 잠만 자자.'

잠자리에 든 시간만큼은 온전히 나를 위한 것이어야 한다. 피곤에 지친 내 몸과 마음을 위한 시간이다. 쉽지는 않겠지만 이렇게 잠드는 연습을 꾸준히 하도록 하자.

온갖 잡생각들이나 고민거리는 밀어내도록 자꾸 연습을 해야 한다. 연습을 안 하면 전혀 개선되지 않지만, 시간이 걸려도 꾸준히 연습하면 언제부터인지 모르게 조금씩 잠자리가 편해질 것이다.

'송장'처럼 바로 누워서 축 늘어진 채로 자고 일어나면 몸이 개운하다. 잠은 일종의 휴식이다. 그런데 잠을 자는 동안에도 몸이 긴장을 하면 아침에 깼을 때 오히려 몸 여기저기가 쑤시고 아프다. 이는 제대로 잠을 자지 못했기 때문이다.

'몸에도 쉴 틈을 주자.' 정신의 휴식도 중요하지만 신체의 휴식도 중요하다.

'닦고 조이고 기름 치자.'는 말이 기계에만 해당되는 것이 아니다. 우리 몸도 튼튼해지게 운동하고, 회복될 수 있게 휴식을 취해 주며 관리해야 한다.

뛰어난 성능의 컴퓨터도 과부하가 걸리면 에러를 유발하고, 최고급 자동차도 오래 타면 엔진이나 전기 장치 그리고 타이어 등 주요 기관에 이상이 생겨서 덜컹거리게 된다.

하지만 가끔 쉴 틈도 주고, 자주 검사도 하고, 수리할 것이 있으면 보수도 하면서 관리를 해주면 좋은 성능을 유지한 채 비교적 오래 쓸 수 있다. 우리 몸도 또한 그렇다.

밤에 잠을 자면서 정신과 육체가 충분히 쉬었다면, 하루가 달라진다. 즐겁게 아침을 맞이하면 긍정적인 하루가 시작될 것이다.

인생은 연습이다. 끊임없는 연습이 나를 바꿔준다.

자! 잠들기 전 하나, 둘, 셋을 하자.

하나, 힘을 빼고

둘, 어금니를 물지 말고

셋, 좋은, 즐거운 상상을 하며 잠에 들자.

2장 04
고침단명(高枕短命), 베개를 높이 베면 오래 살지 못한다.

성인의 머리 무게는 대략 5~7kg로 16파운드 볼링공의 무게와 비슷하다. 그러므로 우리가 서 있거나 앉아 있을 때는 머리만큼의 무게를 목이 온전히 받쳐주고 있는 셈이다.

앞서 언급했듯이 이렇게 무거운 머리와 몸통을 받치기 위해 우리 몸의 기둥인 척추는 '더블S커브'의 형태를 하고 있다.

즉, 척추를 옆에서 보면 'S자 두 개를 이은 모양의 곡선'을 그리고 있는데, 'S커브'의 의미는 '스프링' 역할을 한다는 것이다. 경추와 요추, 미추는 앞쪽으로 C커브, 흉추와 천추(엉덩이)는 뒤쪽으로 C커브를 그리고 있다.

그렇기 때문에 우리가 걷거나 뛸 때면 목이 스프링처럼 위아래로 움직이면서 그 무거운 머리와 몸통의 충격을 완충시켜 주는 것이다.

인간은 두 발로 직립보행을 하지만 대부분의 동물들은 네 발로 걷는데, 그중에서도 사냥을 하기 위해 잘 뛰기로 유명한 표범, 치타, 호랑이의 모습과 그 척추를 떠올려보자.

이들은 모두 멋진 S커브를 이용하여 먹잇감을 쫓아가는데, 가장 빠르다는 치타가 달릴 때 허리와 엉덩이의 유연한 곡선은 가히 예술적이라 하기에 충분하다.

그런데 만일 이러한 맹수들의 목뼈가 일자로 되어 있다고 상상을 해보자. 과연 어떻게 될까? 사람도 마찬가지이다.

스프링 작용을 하는 S커브가 없으니 완충작용을 할 수 없고, 서 있고, 걷고, 달리는 동안의 그 무게가 고스란히 목과 어깨에 실리게 된다. 이러한 현상이 지속될 경우 경추 디스크, 어깨 결림, 두통 등의 증상이 나타날 것이다.

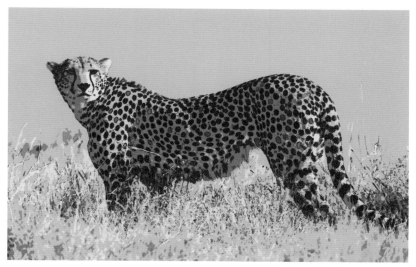

◐ 포유류 중 가장 빠르다는 치타. 유연한 S커브의 척추를 줄였다 늘였다 하며 스프링처럼 튀어나간다.

'더블S커브' 모양의 척추는 성장기를 지나면서 완성되는데, 이는 뛰고, 걷고, 움직이는 과정을 거치면서 S자 곡선이 형성된다는 의미인 것이다.

그러므로 10대 성장기에는 열심히 뛰어놀아야 한다. 특히, 남자아이들은 몸을 움직여 노는 과정에서 자연스럽게 방향감각과 균형감각도 기르게 된다.

이러한 놀이는 오래전 인류가 수렵채집 생활을 하던 시절, 광활한 지역에서 사냥감을 쫓아다닐 때부터 자연스럽게 발달되어 온 감각이다.

사내아이들이 유난히 높은 데 올라가는 것을 좋아하고, 균형을 잡으려 하고, 뛰어내리기도 하고, 어딘가에 매달려 노는 것을 본능처럼 즐기는 것은 그런 이유라고 볼 수 있다.

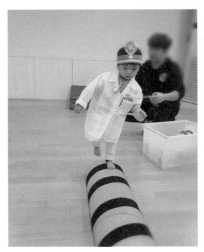
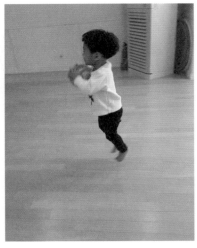

◐ 성장기 때 아이들은 끊임없이 움직이려 하고 이런 행위를 통해 근골격이 균형 있게 발달하게 된다.

그런 아이들을 바라보는 부모의 입장에서는 혹시라도 다치지 않을까 하는 마음에 "쟤는 왜 한시도 가만히 있지를 못하고 날뛰는지 모르겠다."며 불안해하겠지만, 아이들 입장에서 보면 본능에 충실하고 있는 것이다.

그런데 요즘 10대들은 예전과는 상황이 많이 달라져 있어서 걱정이 된다. 신나게 뛰어놀 공간도 시간도 없이 하루 종일 학교와 학원 그리고 집에 있는 책상 앞에 붙들려 있어야 하는 현실이 안타깝다.

심지어 학교에서는 체육시간이 줄고 있다고 하니, 의사로서 아이들 신체발달과 건강이 걱정되지 않을 수 없다.

그러나 무엇보다 본인의 의지가 중요하다. 남는 시간을 이용하여 장소에 관계없이 할 수 있는 운동을 찾아보고 주말에는 시간을 내어 축구, 농구, 걷기 등 활발한 야외활동을 해볼 것을 간곡히 권한다.

다시 척추 이야기로 돌아오자. 척추가 우리 몸의 기둥이라면 척추의 시작은 경추이다. 경추의 모양은 앞서 말했듯이 앞쪽으로 볼록한 C자 곡선을 그려야 한다. 이를 '경추전만'이라 하는데, 경추전만은 잠을 잘 때도 유지되어야 한다.

동물 가운데 베개를 사용하는 것은 오직 사람뿐이다. 즉, 베개는 직립보행의 산물이라 할 수 있다.

문제는 베개의 모양이다. 잘못된 베개는 경추전만을 유지시켜주지 못한다. 피로를 풀어주기는커녕 오히려 근육을 뒤틀리게 하여, 결과적으로 몸의 균형을 무너뜨린다.

'고침단명'이라는 옛말은 틀린 말이 아니다. 높은 베개를 베면 일자목이 되기 쉽다. 일자목이 곧 단명을 의미하지는 않지만, 여러 가지 근골격계 질환을 부를 가능성은 충분하다.

베개의 올바른 역할은 누웠을 때 머리 및 경추 부분과 지면 사이에 발생하는 공간을 채워주는 것이다. 잠을 자는 동안에도 서 있을 때와 같은 자세를 유지시켜 주는 베개가 이상적인 베개이다. 시중에는 다양한 종류의 기능성 베개가 판매되고 있는데, 대부분 목을 받쳐주는 형태로, 경추전만이 유지되도록 만들어진 것은 바로 이런 이유 때문이다.

 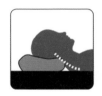 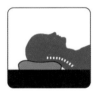

머리만 베는 경우　　　높은 베게　　　베게를 베지 않는 경우　　　올바른 베게 사용법

◐ 베개의 형태에 따라 경추의 만곡이 바뀐다.

일찍부터 베개의 중요성을 느꼈던 나는 이미 20여 년 전부터 목을 받치는 베개를 써 왔다. 당시 국내엔 아직 출시되지 않아 외국에서 다량을 주문해서 꼭 필요한 우리 병원 환자들에게 나눠주기도 했다.

현재 우리 병원을 찾는 턱관절 환자 중에도 시중에서 판매되는 기능성 베개를 쓴다는 이들이 종종 있는데, 호불호가 갈린다. 어떤 이들은 기능성 베개를 썼더니 두통을 비롯한 통증이 완화됐다고 하고, 어떤 이들은 오히려 불편해서 잠을 이루지 못한다고 한다.

베게 사용에 왜 이런 차이가 생기는 걸까?

턱관절 장애로 두통이나 목 어깨 결림 등의 증상을 느낄 때 목을 받쳐주는 베개를 사용하면 증상이 어느 정도 완화될 수 있는데, 이는 일시적이나마 뭉쳤던 근육이 풀어지기 때문이다. 그러나 이것은 어디까지나 보완책은 될 수 있어도 근본적인 치료책이 되지는 못한다.

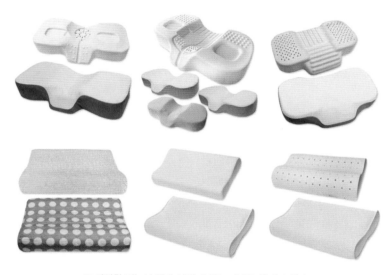

◑ 다양한 기능성 베개. 나에게 맞는 베개를 찾아야 한다.

척추가 심하게 틀어진 사람에게는 오히려 목을 받쳐주는 베개가 불편할 수 있는데, 이런 사람은 척추가 틀어진 상태로 잠을 자야 편안함을 느끼기 때문이다. 그렇다고 계속 그렇게 잠을 자라는 것은 아니다. 왜냐하면 몸 전체의 밸런스가 깨진 채로 관절 질환은 계속 진행되기 때문이다.

그럼 어떻게 하는 것이 최선일까?

우선 습관을 서서히 바꿔야 한다. 낮에는 비뚤어진 자세로 생활하면서 잘 때만 내 몸에 맞는 베개를 벤다고 해서 몸의 균형이 잡힐 수 있을까? 당연히 그렇지 않다.

음식을 한 번 씹을 때마다 쌀 한 가마니 그러니까 성인 남자 몸무게에 이르는 힘이 턱 주변 근육에 가해지는데, 그런 과정이 하루에 수 천 번씩 반복된다. 그때마다 턱 주변뿐만 아니라 목과 어깨 등 다른 근육들도 영향을 받게 된다.

우리 몸의 근육은 서로 유기적이기 때문에 모든 관절과 근육이 밀접하게 관련되어 있어서 서로 영향을 주고받을 수밖에 없다.

그러므로 문제의 중심이 되는 턱관절의 균형을 바로잡아줌으로써 척추의 균형을 맞추는 동시에 잘못된 생활 습관도 바로잡아야 한다. 그러면서 목의 가운데를 받쳐주는 베개를 사용해야 그 효과를 제대로 볼 수 있게 되는 것이다. 그렇지 않고 베개 하나에만 의지하려 했다가는 일시적인 증상 완화의 효과만 느끼거나 괜한 베개 탓만 하게 될 수 있다.

내 몸에 문제가 있어 그러는 것을 엉뚱하게 베개의 잘못으로 돌리게 될 수 있다는 얘기다.

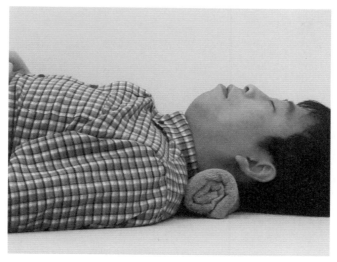

❍ 기능성 베개가 없거나 불편하다면, 수건을 말아 나에게 맞는 베개의 크기를 찾아보도록 한다.

베개가 비싸다고 해서 무조건 좋은 것은 아니다. 내 몸에 맞는 베개를 찾는 게 중요하다.

예를 들어, 큰 수건을 둘둘 말아 목 밑에 베어 보자. 높다 싶으면 수건을 좀 덜 말고, 낮다 싶으면 좀 더 말아보면서 자신에게 맞는 베개의 크기와 형태를 찾으면 된다.

나는 학생 때 유아용 메밀 베개를 베고 잤다. 사각사각한 느낌도 좋거니와 크기도 나에게 알맞았다. 목 어깨 근육이 불편한 날은 그 베개를 모로 세운 채 베어 좀 더 깊게 커브를 유지해 주면서 목 주변 근육을 풀어주기도 했다.

병원에 있는 낮 시간대에는 경침을 주로 활용한다. 나무로 만든 반원기둥 형태의 베개이다. 환자가 없는 시간에 짬짬이 의자에 앉아 그 경침을 목뒤에 받치고, 목을 좌우로 움직여가며 근육을 풀어준다.

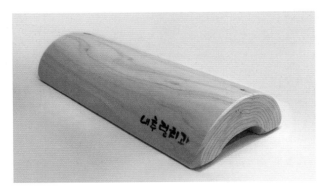

🔵 나무로 만든 목 베개는 경추를 풀어주는 데 요긴하게 사용된다.

우리 치과에는 환자들을 위한 '닥터스 핸즈'가 비치되어 있다. 이름처럼 의사의 손과 같은 역할을 해 주는데, 1번 경추와 후두골(뒤통수뼈) 사이에 있는 근육을 풀어주어 일자목을 완화시키는 데 도움을 주기도 한다.

경추 즉, 목뼈는 우리 몸에서 수고를 많이 하는 부위 중 하나이다. 그중에서도 목뼈의 시작점인 1번 경추와 2번 경추는 상당히 중요한 역할을 맡고 있는데, 1번 경추가 얼마나 중요한 일을 하고 있는지는 아틀라스(Atlas)라는 그 이름으로도 알 수 있다.

그리스 신화 속에 나오는 아틀라스가 하늘을 떠받치고 있듯, 1번 경추가 무거운 머리를 떠받치고 있다고 해서 붙여진 이름이다. 또한 2번 경추인 환추(Axis)는 dens(턱관절운동의 회전축)라는 독특한 돌기가 달려 회전운동을 도와준다.

이렇게 큰일을 하고 있지만 정작 목뼈 주변에는 뼈를 지탱하는 근육의 양이 매우 적다. 그래서 부담이 크고, 각종 질환에 노출될 위험도 높은 편이다.

더욱이 목뼈는 머리와 몸통을 이어주는 중간 부위여서 다치기도 쉽다. 운동하다 상대방과 머리를 부딪쳐도, 자동차 접촉사고가 나도, 잠을 잘 못 자도 쉽게 다치는 부위가 바로 목뼈 주변이다.

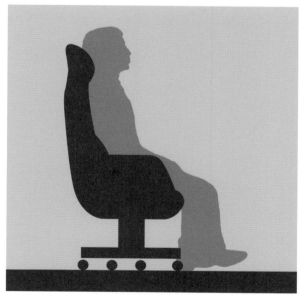

❍ 목을 받쳐 주는 의자도 도움이 많이 된다. 쉬는 시간 틈틈이 이용해 보자.

목뼈는 이렇듯 자기 자신을 희생해 가며 몸 전체에 전달될 충격을 흡수한다. 목뼈를 '스트레스 브레이커(Stress Breaker)'라고 부르는 것은 아마도 그런 이유 때문일 것이다. 즉, 충격 스트레스를 자기가 흡수하여 머리로 가는 충격을 최소화할 수 있도록 차단시켜 준다는 의미이다.

약한 몸을 타고났음에도 궂은일을 도맡아 하고 희생정신까지 투철한 목뼈. 이렇듯 고마운 역할을 하는 목뼈에게 감사하다는 의미로 그에 꼭 맞는 베개를 선물하는 건 어떨까?

2장 05
거북목? 자라목? 일자목? 직경추?

앞서 말했듯이 '뼈는 스스로 움직이지 못한다.'

뼈는 근육에 의해 움직일 수밖에 없는 운명을 타고났다. 그러므로 근육이 틀어지면 그 근육에 의해 움직이는 관절도 균형(balance)을 잃게 된다.

외상을 받은 것이 아니라면 턱관절 장애 또한 원리는 같다.

근육은 어떠한 경우에 틀어질까?

일상 속에서 근육을 틀어지게 하는 원인은 역시나 '잘못된 자세'이다. 소파 위에 비스듬히 누워 있거나, 손으로 턱을 괴거나, 다리를 꼬고 앉는 등 우리가 일상에서 흔히 취하는 이런 자세들이 우리 몸의 균형을 무너뜨린다.

잘못된 자세를 취하면 근육이 틀어지게 되고 결국 뼈와 뼈의 연결인 관절 또한 망가지는 것이다. 척추는 우리 몸의 기둥이고 많은 뼈대를 받쳐주고 있기 때문에 더 많은 근육들이 연결되어 있다. 따라서 잘못된 자세로 인해 최종적으로 틀어지는 것은 우리 몸의 기둥인 '척추'이다.

잘못된 자세가 우리 몸에 끼치는 악영향은 상상 이상이다. 잘못된 자세로 인한 후유증은 교통사고 후유증과 맞먹는다. 만성적으로 비뚤어진 자세를 취하면, 외상을 크게 당했을 때와 비슷한 후유증이 남는다.

흔히 알고 있는 '목 디스크'도 넘어지거나 사고를 당해 생기는 경우보다 잘못 굳어진 자세와 습관에서 비롯되는 사례가 훨씬 더 많다. 우리가 일상에서 무심코 취하는 잘못된 자세들이, 우리도 모르는 사이에 우리 몸을 차곡차곡 망가뜨려 교통사고와 같은 치명타를 입히는 것이다.

척추를 틀어놓는 생활습관에는 어떤 것들이 있을까?

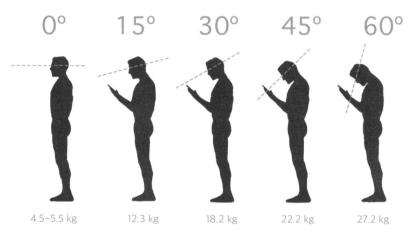

🌀 스마트폰과 거북목, 양팔을 가슴 옆에 붙이고 스마트폰을 얼굴로 가져오도록 한다.

당신도 혹시 거북목은 아닌가요?

지하철에 탔을 때 주위의 승객들을 한번 살펴보자. 아마도 열에 일곱 명은 스마트폰에 열중하고 있는 모습을 보게 될 것이다. 남성이나 여성이나, 애나 어른이나 구분이 없다.

이러한 모습은 지하철에서 뿐만 아니라 카페, 식당, 우리 치과 대기실에서도 쉽게 볼 수 있다. 회사라고 해서 다르지 않다. 스마트 기기보다 조금 큰 컴퓨터 모니터로 시선이 옮겨질 뿐이다.

심지어 가정에서도 마찬가지이다. 10년 전 일본의 오사카 여행 중, 지하철 승객 대부분이 작은 문고판 책을 읽고 있는 것을 보고 문화적 충격을 받은 적이 있다. 거의 모든 일본인들이 손에 책을 들고 있었다. 그런데 최근에는 일본이나 한국이나 지하철 안 풍경은 똑같아졌다.

얼마 전 어느 유명 아이돌 스타가 지하철을 탑승했다가, '아무도 알아보지 못하는 굴욕'을 당했다던데, 그때도 원인은 승객들 대부분이 스마트폰에 푹 빠져 있었기 때문이라고 한다.

스마트폰과 컴퓨터에서 눈을 떼지 못하는 생활습관이 인체에 미치는 악영향은 한두 가지가 아니지만 여기서는 '잘못된 자세'가 끼치는 영향만 짚어보기 위해 잠시 자신의 하루를 되돌아보도록 하자.

하루 중 5m 이상 먼 곳을 바라보는 시간이 얼마나 될까?

아마 잠자는 시간을 제외하고는 대부분의 시간을 스마트폰이나 PC 화면, TV, 책 등을 쳐다보며 보내지 않을까 싶다.

그 시간 동안 나는 어떤 자세는 취하고 있었을까?

등은 휘도록 구부러져 있고, 고개는 한껏 화면 가까운 쪽으로 내밀고 있는 모습이 대부분일 것이다. 바로 이 모습이 마치 거북이와 같다고 해서 이런 잘못된 자세 때문에 빚어진 증상을 '거북목증후군' 또는 '자라목'이라고도 하고, X-Ray를 찍으면 경추가 '1'자로 되어 있어 '일자목' 또는 '직경추'라고도 한다.

국민건강보험공단에 따르면 '거북목증후군' 환자는 2011년 239만 7000여 명에서 2016년에는 269만 6000여 명으로 5년 새 30만 명 가까이 늘었으며, 점점 젊은 층에서 늘어나는 추세라고 한다.

사람의 목뼈는 7개이다. 정상적인 목뼈의 배열은 앞쪽으로 조금 휜 'C'자 형태이다. 그런데 눈높이보다 낮은 스마트 기기나 PC 화면 등을 집중해서 들여다보면 자신도 모르게 점점 고개를 숙이게 된다.

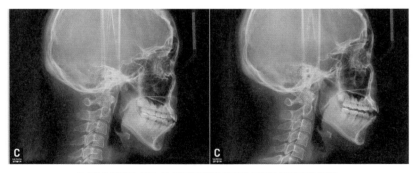

◐ PR스플린트 치료 후 일자목이 정상적인 목뼈로 돌아오고 있다.

금방이라도 그 화면 속으로 빠져 들어갈 것 같다. 이때 목뼈는 머리의 무게를 견디지 못해 정상적인 C자 모양을 잃어버리고 '일자목' 형태가 된다.

경추가 정상적으로 배열돼 있을 때는 머리의 무게가 목뼈와 디스크 쪽으로 분배되는데, 거북목이 되면 머리의 무게가 경추의 근육, 인대, 관절 등에 많은 부하가 걸린다.

머리를 1㎝ 앞으로 내밀 때마다 목뼈에는 2~3㎏의 무게가 가해지고, 거북목증후군이 있는 사람은 최고 15㎏까지 목에 하중을 가하게 된다고 한다. 그러므로 뒷목과 어깨가 결리고 아플 수밖에 없는 것이다.

문제는 이뿐만이 아니다. 거북목증후군은 턱관절 장애를 동반한다. 턱관절은 경추를 축으로 움직이기 때문에 턱관절 자체가 정상이라도 경추와 흉추가 틀어지면 영향을 받을 수밖에 없다.

턱관절 장애는 우리 몸의 균형이 무너져서 일어나게 되는데, 거북목증후군으로 인한 턱관절 장애는 '전후(前後) 균형'이 무너져 생기는 증상이다.

거북목을 예방하려면?

우선 거북목증후군을 막기 위하여 필요한 것은 주위 환경을 변화시키는 것에서부터 시작되어야 한다. 그리고 무엇보다 바른 자세를 유지하는 것이 무엇보다 중요하다.

특히, 컴퓨터를 많이 사용하는 경우에는 몇 가지 주의점이 있다. 모니터 사용 시 모니터의 상단부위와 눈의 높이가 일자를 이루는 것이 좋다. 그리고 시각은 정면 상태에서 아래로 약 15~30도 이내에 머물도록 하며 모니터와 눈까지의 거리는 약 70cm 정도를 기준으로 하여 앞뒤로 10cm 이상 차이가 나지 않도록 하는 것이 좋다. 컴퓨터 자판 사용 시에도 두 팔이 책상 위에 닿도록 하여 편안함을 유지할 수 있도록 하고, 이미 질환이 생긴 상태라면 의사와 상의하여 책상의 높이를 조절하는 것이 필요하다.

스마트폰 등을 사용할 때에도 고개를 숙인 자세를 오랫동안 유지하면 안 된다. 적어도 눈에서부터 30cm 이상의 간격을 두어 목으로 가해지는 스트레스를 줄여주고, 스마트폰을 되도록이면 가슴 높이 이상 들어 올려 눈높이에 맞추어 주는 것이 좋다.

책상에 앉아 공부할 때 구부정한 자세로 의자에 앉아 있는 건 허리에 치명타를 입힌다. 의자에 앉아 상체를 약간 숙였을 때 요추에 가해지는 힘은 눕거나 서 있을 때보다 두 배 이상 높다는 점을 기억하자.

휴식과 스트레칭을 하여 근육과 관절을 풀어주는 것도 꼭 필요하다. 장시간 앉아 있는 경우에는 한 시간마다 기지개를 펴주는 등 간단한 스트레칭으로 몸을 이완시켜준다.

항상 허리를 곧추세우고 목과 어깨를 전후좌우 중심에서 벗어나지 않게 하는 자세를 습관화해야 한다. 그래야 턱관절의 균형에 도움이 된다.

거북목, 옆모습 사진으로 진단해 보세요.

거북목(일자목)은 옆모습 사진을 찍어 간단히 진단해 볼 수 있다. 먼저 진단 대상자는 편안하고 자연스러운 상태를 취하고, 사진 찍는 이는 대상자의 목의 가운데쯤 눈높이를 맞춰 사진을 찍는다. 그런 다음 사진 상에서 귓구멍과 어깨가 일직선인지 확인하면 된다. 귓구멍을 지나는 수직선과 어깨를 지나는 수직선을 그어보면 쉽게 확인할 수 있다. 두 수직선의 실제 간격이 2.5cm 정도이면 거북목이 진행 중이고, 5cm 이상이면 거북목으로 진단할 수 있다.

거북목증후군은 현대인의 대표적인 질환이다.

하루 종일 끊임없이 무언가를 내려다보는 당신에게 몸이 던지는 경고일 수 있다. 지금 손에 들려 있는 것을 잠시 내려놓고 고개를 젖혀 하늘을 보자. 그러면서 삶의 여유를 갖는 것이 어쩌면 가장 좋은 예방법일 수 있다.

의사 선생님들은 원인을 모르면 스트레스성이라 한다.

나도 모르게 어금니에 힘이 들어갈 때가 있는데, 주로 긴장하거나 화가 나거나 순간적으로 강한 힘을 쓸 때 즉, 스트레스를 받을 때이다.

사람이 심리적으로 긴장을 하게 되면 안면 근육이 가장 많이 긴장하고 수축한다. 음식을 씹는 작용을 맡은 근육을 저작근이라 하는데, 이 근육이 수축하면서 음식물을 씹을 때 턱관절에 하중을 증가시키게 되어 턱관절에도 당연히 좋지 않은 영향을 미친다. '만병의 근원'이라는 스트레스가 역시나 턱관절 장애의 요인으로도 작용하는 것이다.

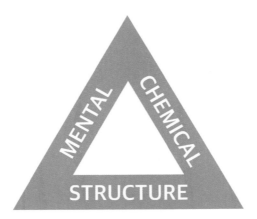

🔵 건강의 3요소. 정신적인 면이 가장 중요하며, 먹고 마심으로써 몸의 화학적 변화를 일으키는 것에도 주의를 하여야 하고, 구조적으로 안정되어야 건강할 수 있다.

그렇다고 스트레스가 턱관절 장애의 가장 큰 원인이라고는 보는 것은 아니다. 만약에 이런 경우라면 설명하기 어렵다.

예를 들어, 다른 병원에서 스트레스성 두통이라고 진단받은 환자가 우리 치과에서 턱관절 장애 치료를 받고 그렇게 괴롭혔던 두통이 싹 사라지는 경우이다(나는 지금도 이런 환자들을 수없이 많이 만난다). 나는 환자들에게 정신과적인 상담을 해주지도 않았을 뿐더러 스트레스를 없애 주는 그 어떤 것도 하지 않았음에도 불구하고 환자들의 두통은 턱관절 장애 치료 초기 단계에서 대부분 호전되어 그토록 오랫동안 괴롭혀 온 두통이 정말 거짓말처럼 사라지는 경우로 환자 본인이 신기해할 정도이다.

스트레스성 두통이었다면 과연 이런 일이 가능했을까?

그렇다고 스트레스를 간과하거나 무시해서도 안 된다. 스트레스는 분명 턱관절 장애를 일으키는 하나의 요인이다. 사람이 스트레스를 받거나 부정적인 심리 상태에서는 몸 전체가 긴장하고 그로 인해 근육들에 힘이 들어가게 되는데, 이는 이를 악물거나 이를 가는 습관으로 이어지기 쉽다.

앞서 '이 악물기(Clenching)'는 1단계 이갈이(소리가 나지 않는 이갈이)라고 했다. 흔히 이를 가는 증상은 '빠드득 빠드득' 소리가 나야만 하는 것인 줄 아는데, 놀랍게도 이갈이 환자의 80%는 소리를 내지 않고 이를 꽉 물기만 한다.

입을 벌리고 자다가도 어느 순간 이를 꽉 물게 되는데, 그렇게 꽉 문 상태에서 가끔 좌우로 비비면(grinding) '빠드득'하는 소리가 나는데, 이것이 2단계 이갈이(소리가 나는 이갈이)인 것이다.

우선 낮에 이를 악무는 습관이 있는지를 체크해 보자!

낮에 이를 꽉 무는 것이 밤까지 이어지게 될 가능성이 아주 높다. 나는 운전을 할 때 특히 고속도로에서 운전대를 잡은 팔과 어깨에 힘이 들어가는 것을 느낀 적이 있다. 이때 이도 악물고 있다는 것을 알게 되었는데, 역시 긴장에 의한 스트레스가 원인이다.

그걸 알아차린 다음부터는 차가 고속도로에 접어들면 의식적으로 치아가 서로 닿지 않도록 하여 턱 주변의 근육을 이완시키고 마음도 느긋하게 갖는다.

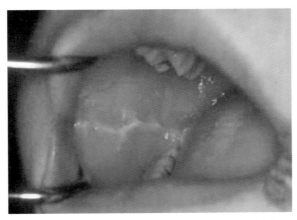

○ 수면 중 이를 악물면 입안에 음압이 생기고 뺨과 혀의 점막들이 치아 사이에 달라붙어 '백선(Linea Alba)'이 생긴다. 스트레스가 심하면 백선은 더 심해지고 식사 중에 뺨이나 혀를 곧잘 깨물게 된다.

이런 식으로 깨어 있는 시간에 이를 무는 습관을 줄이려는 노력을 하면, 밤에 자면서 이 악물기 증상을 완화시키는 데 도움이 된다.

밤에 자면서 이를 악물었다면 그 증거가 입안에 남는다. 혀끝으로 뺨 안쪽 살을 위아래로 훑어보자. 만약 윗니와 아랫니가 맞물리는 부위를 따라 볼록살이 느껴진다면, 자신도 모르게 이를 악무는 습관이 있다고 봐야 한다. 이를 '백선(白線, Linea Alba)'이라고 한다.

우리가 이를 꽉 물게 되면 입안은 음압 상태가 된다. 즉, 입안이 진공상태가 되면서 꽉 다문 윗니, 아랫니 사이로 볼살이 딸려 들어가 자국이 생기는 것이다.
또한, 혀가 달라붙기 때문에 혀 옆면에 날카롭게 치아 자국이 남는다. 스트레스가 심한 날은 자면서 이를 더욱 악물어서 하얀 선이 더 또렷해진다.

이러한 백선이 심하면 식사 시 볼이나 혀를 자주 깨물게 되어 상처를 내는 경우도 많아진다.
이러한 이 악물기 습관 즉, 클렌칭은 치경부 마모증(Cervical Abrasion)의 원인이 되기도 한다.

치경부는 치아와 잇몸이 만나는 치아의 목 부분인데, 이 부위가 닳게 되는 증상을 치경부 마모증이라 하며, 다른 말로는 치경부 굴곡파절(Cervical Abfraction)이라 부른다.

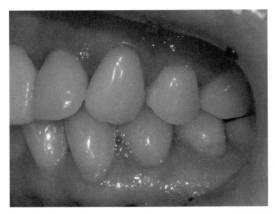

◑ 이를 악물면 치경부가 약해지고 칫솔질에 잘 닳게 되어 V자로 패이게 되는데, 찬물이 닿게 되면 시린 증상이 나타난다.

이를 꽉 물게 되면 그 힘이 치아의 목 부위 즉, 치경부에 응축된다. 이는 마치 연필을 책상 모서리 밖으로 반쯤 나가도록 두고 한 손으로는 책상 위의 연필을 누르면서 다른 손으로 책상 밖으로 나간 연필을 내리치면 모서리 부위의 연필에 힘이 집중되어 부러지는 것과 같다.

따라서 자주 이를 악물면 치경부에 힘이 가해지게 된다. 주로 송곳니와 그 뒤 작은 어금니에 힘이 가해지므로 치경부가 약해지면서 미세한 금이 가고, 약해진 치경부는 칫솔질에 쉽게 닳아버린다.

예전에는 '치경부마모증(Cerviceal abrasion)'이라 했는데, 요즘은 이를 악무는 '클렌칭'으로 인해 1차적으로 금(Fracture)이 가므로 '치경부 굴곡파절(Cervical Abfraction)'이라 부른다. 여기서 Abfraction은 마모(Abrasion)와 파절(Fracture)의 합성어이다.

치경부 굴곡파절은 마치 도끼로 찍은 듯 치경부의 단단한 법랑질이 손상되면서 이가 시리고 통증이 동반되기도 한다.

법랑질 부위에는 신경이 없지만 법랑질이 손상되면 그 아래 신경과 연결된 튜브를 가지고 있는 상아질이 노출되기 때문이다.

이런 증상 때문에 치과를 찾는 환자들도 많은데, 보통 치경부의 파인 부위를 레진으로 채워주는 치료를 한다.

가끔 이렇게 때워준 후, 오히려 치아가 과민하게 통증을 느끼거나 자주 탈락하는 경우가 있다. 이것은 '외상성 교합'으로 인한 것이라 교합조정이 필요한데, 이것에 대해서는 전문적인 설명이 필요하므로 여기서는 생략하기로 한다.

현대인들은 스트레스로 인해 누구나 이를 악무는 습관이 생긴다. 단지 정도의 차이가 있을 뿐이다. 백선이나 치경부 마모증이 심하다면 그만큼 스트레스를 심하게 받는 사람들이라고 할 수 있다.

몇 년 전 경찰청 간부들의 구강 검사를 한 적이 있다. 검사를 마치고 우리나라 경찰들에게 감사한 마음과 안타까운 마음을 갖게 되었다.

검사받은 대부분의 경찰이 치관부의 심한 교모(Attrition)와 치경부 마모증을 가지고 있었기 때문이다.

경찰이라는 직업이 신체적으로나 정신적으로 얼마나 많은 스트레스를 받는지 짐작할 수 있는 경험이었다.

한편 고물상을 운영한다는 또 다른 환자의 이도 심하게 닳아 있었는데, 무거운 것을 많이 나르는 직업이다 보니 남보다 이를 악무는 횟수가 많아서 그런 것으로 추정된다.

이 글을 읽는 분들도 심한 스트레스나 강한 육체적 근로를 하는 직업을 갖고 있다면, 자신의 이 악물기와 같은 구강 증상을 잘 살펴볼 필요가 있다.

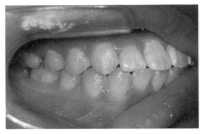 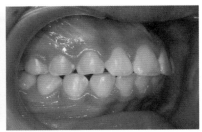

○ 정상적인 송곳니(왼쪽 사진)는 송곳처럼 뾰족해야 하는데, 이갈이로 인해 교두가 평편해지는 교모증(오른쪽 사진)이 진행된다.

아침에 일어났을 때 목과 어깨가 뻐근하고, 턱이 잘 안 벌어지면 자는 동안 이를 심하게 물었을 가능성이 높다. 하루 일과를 마칠 때쯤 목과 어깨가 뻐근하고 당기는 사람은 일하는 동안 긴장을 많이 하고 육체적으로 많은 힘을 썼을 확률이 높다. 이런 이들에게 스트레스를 받지 말라고 하는 것은 무의미하다. 세상에 스트레스를 받고 싶은 사람은 없다.

어쩔 수 없이 사회생활을 하는 동안은 스트레스가 자연스레 따라다닐 수밖에 없는 게 현실이다.

그리고 남들에게 받는 스트레스보다 가족에게서 받는 스트레스가 더욱 크다는 보고도 있다. 사랑을 가장 많이 주고받아야 하는 가족 때문에 오히려 스트레스를 더 많이 받는다니 아이러니할 뿐이다.

사람의 뇌에는 아몬드와 비슷한 모양의 편도체가 있다. 소뇌의 중심부에 깊숙하게 자리 잡고 있는데, '정서나 공포 등에 관한 기억과 관련된 정보'를 처리한다.

서양에서는 뇌의 모양이 아몬드를 닮았다고 하여 '아미그달라 (amygdala)'라고 부른다(라틴어로 아몬드가 '아미그달라').

아미그달라가 하는 일은 분노, 증오, 슬픔, 절망, 공포 등 부정적 감정에 불을 댕기는 역할이다. 시각과 청각, 촉각을 통해 자신의 생존에 위험이 닥쳤다는 정보가 들어오면, 원시적으로 폭발하여, 방어하고 증오한다.

그래서 두뇌과학자들은 이를 '원시적 두뇌'라고 부르기도 한다. 그런데 만약 아미그달라에 문제가 생기면, 위험이 닥쳐도 이를 인지하지 못하게 되는데, 불안감이 결핍되고 공포에 무감각해지기 때문이다.

흥미로운 점은 이 아미그달라는 고작 90초만 작동한다는 점이다. 그렇다면 90초 후에는 분노와 화가 사라져야 맞을 것이다. 그러나 실제 우리 주변을 살펴보면 90초만 화를 내고 마는 사람은 거의 없다.

이것은 아미그달라의 역할은 이미 끝이 났음에도 불구하고 계속해서 분노를 이어간다는 것이다. 결국 부정적인 감정을 스스로가 만들어내고 있다는 것이다. 그러나 이것을 뒤집어 생각해 보면 마음만 먹으면 분노나 공포가 90초를 넘지 않도록 자신을 지배할 수도 있다.

일상 속에서 스트레스가 유발되는 원인을 원천적으로 막기는 어렵겠지만, 한번 유발된 스트레스가 지속되지 않도록 조절할 수 있다. 내 몸의 주인은 나 자신이므로, 스트레스에 끌려가지 않도록 마인드 컨트롤하는 훈련이 필요하다.

스트레스가 유발될 때는 잠깐만 참아 보자. 즉시 반응하지 말고 아주 잠깐 동안이라도 생각하는 시간을 가져 보자. 즉, 내 머릿속의 아미그달라를 조용히 응시해 보는 것이다.

가끔 운전 중에 매너 없는 운전자나 위험하게 차를 모는 운전자에게 경적을 울려 항의하려 하다가도, 잠깐만 타이밍을 놓치면 경적 울리는 의미가 없어지는 경우가 있다. 왜냐하면, 원인을 제공했던 그 차는 벌써 사라져 버렸기 때문이다.

작은 스트레스에 즉시 반응하다가는 더 큰 스트레스로 돌아오기 쉬우므로, 즉시 반응하지 말고 잠깐만 참아 보자. 한 템포만 늦춰도 분노의 감정을 낮출 수 있다. 누구나 스트레스를 받지만, 상대의 의미 없는 한마디에 내 스스로 스트레스를 키울 필요는 없다. '필요 없는 것은 지나쳐 버리자.'

2장 07
외상 받은 부위는 증상이 없어 보여도
평생 나를 괴롭힌다.

 사는 동안 다양한 이유로 상처를 입게 되는데, 상처는 치료를 받든 그냥 두든 결국에는 아물게 된다. 그러나 그 자리에는 흉터가 남게 되는데, 바로 이 흉터 이것이 골칫거리다.

 겉으로 보기에 미관상 보기 흉한 흉터도 문제지만 겉피부가 아닌 내부적인 흉터가 더 큰 문제를 일으키곤 한다. 그래서 다 아물어서 겉으로는 아무 증상 없는 외상 부위도 평생 나를 괴롭히기도 한다.

 흉터(Scar)란 손상되었던 피부가 치유된 흔적을 말한다. 외상을 입었거나 수술로 인해 진피의 깊은 층까지 손상을 입으면, 피부의 긴장도를 유지하는 진피층의 콜라겐이 과다하게 늘어난다. 콜라겐은 상처가 치유된 후에도 얇아진 피부를 밀고 나오는데, 이것이 흉터로 남게 되는 것이다.

 이때 흉터 밑에서는 단단한 섬유조직이 흉터를 끌어당기고 있는데, 이로 인해 주변 근육을 꽉 붙잡고 있게 되어 결국 관절운동을 방해하게 된다.

 흉터가 관절 바로 위에 있다면, 관절운동에 방해를 주는 것이 당연해 보이지만, 관절과 떨어져 있는 흉터라 해도 얼마든지 관절운동을 방해할 수 있다. 왜냐하면 우리 몸은 유기적으로 연결되어 움직이고 있기 때문이다.

더 큰 문제는 체내에 생긴 흉터(Internal Scar)로, 겉으로는 상처가 나지 않지만, 체내에서 파열돼 생긴 흉터를 말한다. 과거에 외상을 입거나 수술 받았던 부위를 만져 보면 단단한 섬유조직을 느낄 수 있다. 이 역시 주변 근육을 잡아당겨서 관절에 문제를 일으킨다.

관절은 뼈와 뼈의 연결 부위이기 때문에 한쪽에서 잡아당기면 관절운동이 원활하지 못하게 되므로 이상이 생길 수밖에 없는 구조인데, 이 때문에 외상으로 인한 흉터 하나가 몸 전체의 균형을 무너뜨릴 수 있게 되는 것이다.

외상을 턱관절 질환의 원인 가운데 하나로 꼽는 건 이 때문이다. 국소적으로는 어렸을 때 넘어져서 턱 끝이 찢어지거나 큰 멍이 들어 멍울이 잡히는 경우이다.

대표적인 전신적 외상으로는 교통사고를 들 수 있다. 교통사고 후유증 가운데 가장 흔한 것이 편타성 손상(Whiplash Injury)이다. '편타'는 '채찍질'을 의미하는데, 교통사고로 갑자기 목이 꺾이는 등 채찍을 휘두를 때와 비슷하게 움직인다 해서 경추에 발생하는 손상을 '편타성 손상'이라 한다(p141 그림 참조).

목은 원래 C자로 완만한 곡선을 이뤄야 한다. 그런데 편타성 손상을 입으면 경추가 심하게 늘어나기 때문에 척추까지 자극을 받는다. 또한, 목과 허리 인대와 근육에 미세손상을 입기 쉽다. 체내 흉터조직(Internal Scar)이 생기는 것이다.

아무리 물리치료를 받아도 체내 흉터조직은 사라지지 않고 평생을 괴롭힌다. 교통사고 후유증은 평생을 간다는 말이 결코 과장이 아닌 것이다.

그리고 이는 자동차 사고로 인한 편타성 손상에만 해당되는 이야기가 아니다. 어릴 때 보행기를 타다가 뒤집어졌다든지, 자전거를 타다 넘어져서 생긴 외상도 마찬가지다.

얼마 전 우리 치과를 찾아온 한 20대 여성은 타고 가던 버스가 급정거를 하는 바람에 손잡이 기둥에 부딪혔다고 했다. 처음엔 괜찮았는데, 시간이 지날수록 몸 여기저기 아파오기 시작했고, 급기야 치아까지 아프게 되었다고 한다.

그러나 동네 치과에선 치아가 비뚤어져서 그렇다며 교정을 해야 한다는 진단을 내렸고, 그곳에서 교정치료를 받았지만 통증은 계속되었다고 한다. 그러다 우리 치과를 찾았고, 턱관절치료를 받고 나자 증상들이 많이 호전되기 시작했다.

이때 턱관절 치료는 단순한 스플린트 치료가 아니다. 외상을 받았기에 그에 대한 치료가 더 중요하다. 모든 치료는 '유인'과 '소인'을 동시에 치료해 나가야 한다.

그러면 외상으로 인한 고질적인 문제를 겪지 않으려면 어떻게 해야 할까?

당연한 말이지만 최선의 방법은 외상을 입지 않도록 조심하는 것이다. 평소에 덜 다치게 노력하는 것이 다친 후 치료하고, 회복하는 것보다 덜 수고스럽다.

앞에서 언급한 추돌사고로 인한 '편타성 손상'이 의외로 자주 발생하고 있고, 고질적으로 목·어깨를 괴롭히는 주범 중에 하나이기에 좀 더 깊고 넘어가 보도록 하자.

당연하지만 추돌로 인한 편타성 손상을 입지 않도록 하는 것이 중요하다. 그렇기 위해서는 먼저 바른 운전습관이 중요하다.

재작년에 막내 아들이 운전면허를 취득했다. 처음 운전습관이 중요하기에 내가 직접 아침마다 도로연수를 도와주었는데, 나는 세 가지를 중점으로 연습시켰다.

첫 번째는 '방향지시등'을 항상 켜고 나서 차선 변경을 하라는 것이다. 몸에 배이도록 지하주차장에서도 방향 전환 시 일명 '깜빡이'를 작동시키게 교육시켰다.

두 번째는 주차하는 다양한 방법을 숙달시켜 자신감을 키워주었다.

마지막으로 세 번째는 '녹색불 통과하기'에 대해 알려주었다. 녹색불 통과하기란, 초보운전 때 신호등이 녹색불임에도 불구하고 신호가 언제

바뀔지 몰라 주저주저하기에 만들어낸 방법이다. 이것을 제대로 못하면 추돌당하기 쉽고, 파손된 차는 뒤차 운전자가 책임지겠지만, 손상 받은 내 목뼈는 평생 나를 괴롭힐 것이다.

신호등의 '녹색불'은 통과하라고 켜져 있는 것이다. 다만 황색불로 바뀔 수 있으니 계속 주시하며 달리다가 신호등까지 30m 정도 남았으면 이때는 오히려 가속페달을 살짝 더 밟아 교차로를 빠져나가라고 가르쳐줬다.

이 구간은 황색 불로 신호등이 바뀌어도 충분히 통과할 수 있는 시간이 있기 때문이다. 초보들은 여기서 쭈뼛거리다 신호가 바뀌면 급제동을 하게 되면서 뒤차에 추돌당하고 만다.

운전은 흐름을 따르라고 얘기해줬다. 차들이 천천히 가면 나도 천천히, 다른 차들이 속도를 내면 나도 그 속도에 맞추어 흐름을 따라야 한다면서, 또한 급제동이나 급발진은 나와 남에게 평생 상처를 줄 수 있으니 초보 때부터 급제동과 급발진은 안 하는 습관을 잘 들여야 한다고...

사고라는 것은 아무리 조심해도 일어날 수 있고, 어찌 되었든 사고가 나서 외상을 받았다면 흉터가 보이든 안 보이든 그 부위를 계속 마사지해서 뭉쳐 있는 섬유조직을 풀어주도록 노력해야 한다. 손상 받은 관절도 자주 스트레칭을 하고 움직여 줘야 근육 인대가 굳어지지 않고 제대로 관절운동이 가능해진다.

당연한 얘기지만 수술은 가능하다면 피하는 것이 바람직하다. 어떠한 수술이든 흉터는 남게 마련이고, 평생 건강을 방해하는 요인으로 작용할 수 있다.

　나는 단지 예뻐지기 위해서 하는 성형수술을 반대하는데, 이것은 몸의 균형을 무너뜨리는 흉터를 일부러 만드는 셈이니 반대를 하지 않을 수가 없다. 어쩔 수 없이 더 큰 장점을 위해 수술을 해야 했다면 수술 부위를 항상 부드럽게 마사지하도록 한다.

　선조들이 물려주신 내 몸의 있는 그대로를 유지하기 위해 애를 쓰고, 아픈 곳이 생기면 내 몸 스스로가 치유할 수　있도록 최상의 환경을 만들어 주는 것이 가장 좋은 해결책임은 두말할 필요도 없다.

안면비대칭과 양악 수술

한 포털 사이트에서 '양악수술'을 검색하면 '부작용', '사망'이라는 단어가 연관 검색어로 나온다. 양악 수술 후 의식을 회복하지 못해 숨지거나 마취 도중 사망하는 사례가 해마다 발생하고 수술 부작용으로 우울증을 겪다가 스스로 목숨을 끊은 이들도 있기 때문인 것 같다. 그래서 항간에는 '목숨을 건 얼굴 돌려 깎기'라는 말까지 생겨난 실정이다.

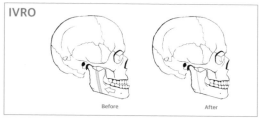

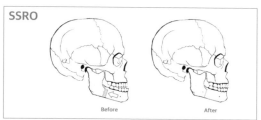

🔵 하악전돌증 환자의 하악편악수술. 양악수술은 상악도 같이 수술하여 악골과 교합을 맞춰주려는 수술이다.

도대체 양악수술은 과연 어떤 수술일까?

양악수술은 본래 턱뼈와 저작 기능에 이상이 있는 선천적 기형 또는 외상으로 인한 심한 안모의 비대칭을 개선하기 위해 행해지는 수술이다. 상악(위턱)과 하악(아래턱)의 위치를 바로잡아 치아의 교합을 안정시키고 얼굴의 균형과 조화를 맞추는 악교정수술 중 비교적 위험한 수술이다.

예전에는 하악골이 지나치게 성장한 경우(주걱턱, 하악전돌증)가 그 대상이었는데, 근래에는 얼굴형을 바꿀 수 있다는 기대감으로 위험을 감수하며 수술대에 오르는 사람들도 많이 생겨났다. 즉, 오직 예뻐지기 위해서 양악수술을 받는 경우도 많이 있는 것이다.

여기에는 병원 측이 부추기는 광고도 한몫했다고 본다. 광고 속 수술 전후 사진을 보면, 이건 수술이 아니라 마술이 아닌가 싶을 정도이니 말이다.

최근에는 안면비대칭을 바로잡으려는 목적으로 양악수술을 하는 경우가 늘고 있다.

과연 안면비대칭의 해결책으로 양악수술이 최선일까?

이에 대한 답을 얻으려면 먼저 안면비대칭의 원인이 무엇인지 알아볼 필요가 있다.

안면비대칭이란?

앞에서 안면비대칭에 대해 언급했는데, 좀 더 들어가 보자. 안면비대칭의 원인으로 선천적인 기형과 후천적으로 외상 후 변형, 종양 등의 제거 수술 후의 비대칭, 화상흉터로 인한 열성장 등이 있지만, 대부분의 안면비대칭은 잘못된 습관 때문에 후천적으로 발생하게 된다.

턱관절은 왼쪽, 오른쪽이 함께 관절운동을 함으로써 입 주변의 근육들이 대칭을 이루며 움직여야 한다. 그런데 여러 가지 잘못된 습관으로 인해 안면비대칭이 시작되는 것이다.

예를 들어, 왼쪽 턱관절이 닳아 점점 길이가 짧아지게 되면 그로 인해 아래턱이 왼쪽으로 비뚤어지면서 밸런스가 무너져 안면비대칭이 시작되는 것이다.

물론, 그전에 전조증상으로 입을 벌릴 때 소리가 나는 현상이 나타나는데, 이것은 아래턱관절 머리가 측두골을 압박하면 연골인 디스크가 앞으로 빠져나오게 되고 이로 인해 입을 벌릴 때 디스크가 걸렸다 넘어가며 소리가 나는 것이다.

이런 관절 잡음은 '딱딱'하며 크게 나기도 하지만 거의 느끼지 못할 정도로 작게 나는 경우가 많아 지나치기 쉽다.

귀 앞의 턱관절 부위에 세 손가락을 대고 입을 벌릴 때, 관절 머리가 조금의 흔들림 없이 부드럽게 벌어져야 정상이다.

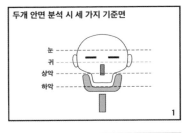
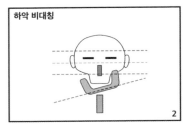
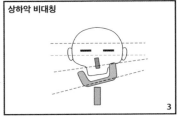
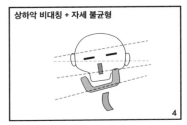

◐ 1. 세 가지 기준면이 평형을 이루며 대칭 2. 하악비대칭 3. 상하악비대칭 4. 자세 불균형이
더해지면 안와도 비대칭이 진행되어 눈썹도 비뚤게 보인다.

게다가 '좌우가 동시에 움직이는' 턱관절의 특성으로 인해 오른쪽
턱관절도 틀어지는 힘이 가해지게 되고 같이 닳기 시작한다(하악비대칭).
이렇게 저작활동을 계속하게 되면, 상악도 왼쪽이 올라가게 되고
상악비대칭이 진행되어 결국 양악비대칭으로 진행된다. 심한 경우는
안와도 밀려올라가 눈썹도 좌우비대칭으로 보이기도 한다.

아래턱은 두개골에 매달려 있기 때문에 상악의 치아들과 교합으로
위치가 결정된다. 즉, 위턱 어금니에 맞물려 위치가 정해지는데, 이
어금니의 교합이 맞지 않는다면 아래턱의 위치 또한 변화가 오고
턱관절도 틀어질 수 있는 것이다.

이 교합이 앞뒤로 맞지 않거나 좌우로 틀어지기도 하면서 안면비대칭도

3차원적으로 진행된다.

전후비대칭은 일반적으로 비대칭이라 하지는 않으며, 아래턱이 앞으로 나오는 '하악전돌증(주걱턱)과 아래턱이 위턱보다 안으로 들어간 '하악후퇴증(왜소증, 무턱)'으로 구분되는데, 외관상으로는 입술을 보면 쉽게 알 수 있다.

윗입술보다 아랫입술이 나왔으면 주걱턱, 아랫입술이 많이 들어가 골이 패이면 무턱이라 할 수 있다.

하악전돌증인 주걱턱인 경우, 아래턱만 나온 것이 아니라 위턱이 덜 자라 열성장인 경우가 흔하다. 즉, 아래 하악은 과성장, 위턱인 상악은 열성장으로 인하여 상하악 즉, 양악수술을 많이 하게 된다.

이런 경우는 성장기 때 상악이 제대로 성장할 수 있도록 기능교정을 해주면 주걱턱 양상을 훨씬 줄일 수 있다.

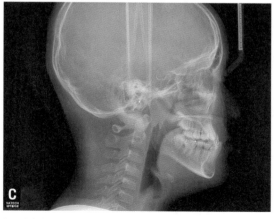

◐ 아래턱도 과성장이지만, 위턱의 열성장으로 인해 주걱턱이 더 심해 보이기도 한다.

마지막으로 상하비대칭이 있는데, 상하비대칭은 흔히 좌우비대칭의 결과물로 나타난다. 그래서 좌우비대칭이 오른쪽으로 오면 상하비대칭도 오른쪽이 짧아진다.

이런 경우에는 진행 패턴이 일정하므로 '스무스패턴(Smooth Pattern)'이라 한다.

그러나 간혹 좌우비대칭이 오른쪽임에도 아래턱이 왼쪽으로 올라가는 경우가 있는데, 이는 패턴에 맞지 않아 '논스무스 패턴(Non-Smooth Pattern)'이라 한다.

예를 들어, 책장 속에 꽂혀 있는 책들이 쓰러져 있는 장면을 상상해 보자.

만약에 책장의 책들이 한쪽 방향으로만 쓰러져 있다고 하면, 그 이유는 단순하게 책에 가해지는 힘이 어느 한쪽으로부터 와서 가해지면서 책들이 그렇게 쓰러졌을 것이라고 유추할 수 있다. 그러나 책들이 쓰러진 방향이 여러 방향으로 흩어져 있다면, 아마도 책에 가해지는 힘이 여러 방향에서 왔을 것이라고 짐작할 수 있을 것이다.

즉, 비대칭의 패턴이 '논스무스 패턴'이라는 것은 단순히 구강 내적인 문제뿐만이 아니라 외상 등의 외부적인 원인 또한 크다고 보는 것이다. 즉, 비대칭의 원인이 복잡하다는 것을 의미한다.

상하 비대칭 또한 입술을 보면 그 특징이 나타나는데, 비대칭이 진행되는 쪽으로 입 꼬리가 올라가 보이며, 특히 웃을 때 도드라져 보인다.

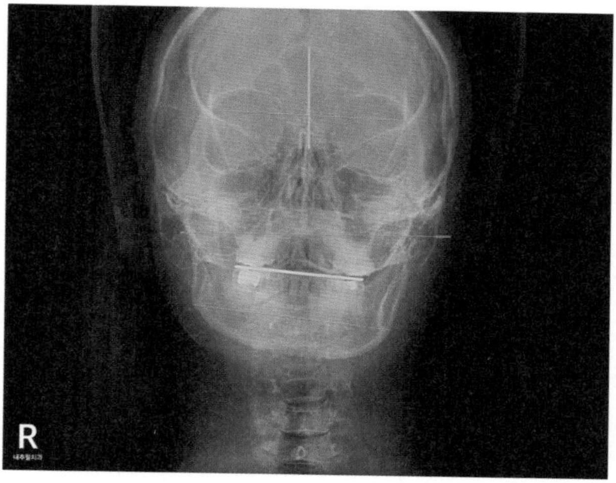

오른쪽 턱관절 과두가 많이 닳아 짧아지면서 심한 상하비대칭을 보이는 X-Ray

한번 진행되기 시작한 안면비대칭은 방치하면 계속 발전해 나간다. 발견 즉시 턱관절 주변 좌우 근육의 밸런스를 잡아주고 원인 교정을 해주어 진행을 막아야 한다.

좌우비대칭은 어느 정도 교정이 가능하지만 상하비대칭은 효과가 적거나 시간이 오래 걸리기 때문이다. 결국 나이가 문제가 된다.

비대칭이 진행된 기간이 짧을수록 역시 교정도 만족스러울 수 있다. 다만, 한번 닳아서 짧아진 관절이 재생되어 길이가 다시 길어지는 일은 없다.

그렇다고 해서 수술을 통해 반대쪽을 마저 잘라 높이를 맞추는 것이 최선일까?

내 생각으로는 그보다는 일찍 발견해서 안면비대칭이 일어난 원인을 찾아 바로잡는 것이 최선이라고 생각한다. 즉, 문제의 요인을 제거해 주고 몸이 스스로 회복할 수 있도록 기회를 주자는 것이다.

나는 안면비대칭 치료 시 고려해야 할 점은 다음의 세 가지라고 생각한다.

첫째, 기능적인 문제로써 위아래 치아의 맞물림, 교합을 맞춰 주어야 한다. 즉, 저작기능이 저하되어서는 안 된다.

둘째, 미적인 문제인데 초기일 때는 어느 정도 개선이 되지만 때를 놓치면 수술이 필요하기도 하다. 어느 경우든 적어도 진행은 멈추게 해야 한다.

셋째, 턱관절이 보호되어야 한다. 심미적 만족을 위해 턱관절로 인한 새로운 증상들이 생겨서는 안 된다.

여기서 내가 중요시하는 것은 첫째와 셋째이다. 그 이유는 교합이 맞지 않아 저작기능이 떨어지면 다시 비대칭이 진행될 가능성이 높기 때문이다.

그러나 일반적으로 치아의 맞물림과 같은 저작기능은 무시하거나 고려치 않고 미적인 면을 우선해 수술하는 경향이 있다. 이로 인해 생겨나는 부작용도 적지 않다.

물론 환자들은 수술 전후로 치아교정을 의뢰하지만, 뼈 자체가 수술로 인해 위치가 많이 바뀌어 있는 상태에서, 그 속에 박혀 있는 치아만을 움직여 교합을 맞춰주는 것에는 한계가 있다.

세 가지 충족 요건 중 '첫째'와 '둘째'를 잘 충족시켰다고 해도 '셋째'는 해결하기 어렵다. 다만, 환자에게 턱관절 장애 증상이 없기를 바랄 뿐이다. 그러나 그런 경우는 극히 드물다. 왜냐하면 앞서 언급했듯이, 안면비대칭 환자는 대부분 턱관절에서 문제가 시작된 경우이기 때문이다.

양악수술은 의료진이 선택할 수 있는 최후의 치료법이어야 한다. 다른 어떤 방법으로도 해결하기 어려운 경우에 마지막으로 조심스럽게 선택해야 한다.

양악수술은 단기간에 뚝딱 마술처럼 예뻐지고 싶을 때 받는 수술이 아니라는 것을 분명히 해두고 싶다. 그렇게 접근하기에는 양악수술은 너무 많은 위험 요소를 지니고 있다.

만약, 수술을 하지 않고 안면비대칭을 치료한다면 많은 시간이 든다. 턱관절 안정치료에 3~6개월, 치아교정 및 아래턱 비대칭치료에 약 2년이 소요된다.

또한, 심미적인 안모개선은 나이나 외상의 정도에 따라 환자 본인의 기대치에 미치지 못하는 결과를 맞이할 수 있음이 교정 치료의 한계일 것이다.

심한 안면비대칭이나 정신적인 문제까지 의심되는 경우에는 수술을 권한다. 그 정도가 아니라면 되돌릴 수 없는 비가역적 수술보다는 부작용이 적은 교정을 권하는 편이다. 미적인 기준은 결국 본인이 정하는 것이다.

나는 비대칭이 경미하거나 턱관절 통증이 약한 경우에는 교정도 권하지 않는다. 비교적 간단한 턱관절 안정장치만 하고, 환자 본인이 평소에 바른 자세를 유지하게끔 유도한다.

우리 몸이 갖고 있는 '자연치유력(Natural Healing System)'을 이용한 치료법이 부작용도 적을 뿐만 아니라 가장 안정적인 결과를 얻는다고 나는 확신한다.

이것이 나와 우리 내추럴치과가 추구하는 진료 이념이기도 하다. 내가 치과 이름을 내추럴(Natural) 치과로 정한 이유 역시 이 때문이다.

3장

턱관절 환자들이
자주 하는 질문

"

3장 01
스플린트를 왜 아래 치아에 착용하나요?

턱관절을 치료하는 방법으로 가장 많이 사용되는 것이 스플린트(교합안정장치)이다. 우리 치과에서는 스플린트를 아래치아에 착용하게 하고 있기에 많은 환자들이 "스플린트를 왜 아래 치아에 착용하는지?"하며 궁금해 한다.

또한, 이 궁금증은 포털 사이트 '지식in'이나 'Tip' 코너의 단골 질문이기도 한데, 그 이유는 대부분의 병원에서 스플린트를 상악 즉 윗니에 착용하게 하기 때문이다.

예전의 치의학 서적에는 상악에 장착하는 스플린트가 주로 소개되어 있었다. 그래서 내가 학생 때 처음으로 장착한 스플린트도 상악에 장착했었는데, 그때 내게 그것을 만들어준 보철과 선배에게 왜 상악에 착용해야 하는지 물어봤으나 정확한 대답은 듣지 못했다. 나는 지금도 그 이유를 모르겠다.

그러나 스플린트를 하악에 착용하는 이유는 있는데, 단순하게는 스플린트를 위에 끼우는 것보다 심미적이고 편안하다.

모든 뼈는 움직인다. 두개골을 이루고 있는 머리뼈들도 미세하게나마 역시 움직인다.

우리가 숨을 들이쉬면 횡경막이 아래로 내려가며 복부가 팽만해지고, 척추 안으로 흐르는 뇌척수액이 압박을 받아 두개골 쪽으로 밀려 올라간다. 마치 물총을 쏘듯이, 이런 움직임이 뇌와 척수 주위를 돌면서 외부의 충격에 대한 완충작용을 하고, 호르몬과 노폐물 등을 운반하는 뇌척수액의 흐름을 원활하게 한다.

반대로 숨을 내쉬면 뇌쪽 뇌척수액이 척수 쪽으로 이동하며 순환이 일어난다.

그래서 호흡법이 중요하다. 이렇게 뇌척수액의 순환에 맞춰 머리뼈가 늘었다 줄었다 하며 움직인다.

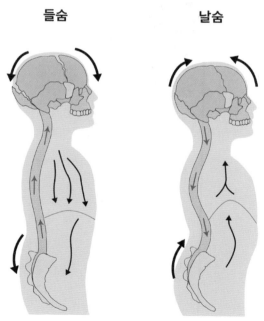

들숨　　　　　**날숨**

💭 숨을 들이쉬면 뇌척수액이 두개골 쪽으로 이동하면서 그 압력으로 두개골들의 봉합이 약간 열리게 된다.

위턱뼈 즉 상악골은 두개골에 포함되지는 않지만 두개골의 바닥을 담당하는 접형골과 맞닿아 있어 서로 영향을 준다. 접형골에는 많은 구멍이 존재하는데, 뇌에서 다이렉트로 나오는 뇌신경들이 통과하는 구멍들이다. 신경이 통과하는 구멍들이 있는 접형골이 틀어지면 뇌신경에 문제가 생겨서 안면신경마비나 삼차신경통 등을 유발한다.

이렇게 중요한 접형골을 양쪽에서 붙잡고 있는 뼈가 측두골이다. 즉, 턱관절을 이루고 있는 측두골이다.

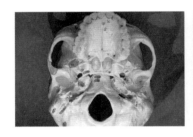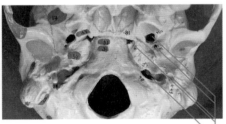

뇌에서 뇌신경이 통과하는 터널들(Foramen) ←

◐ 뇌신경들이 나오는 구멍들은 접형골과 관련이 있다.

그렇기에 턱관절 장애로 측두골이 압박을 받으면 안면부위를 지배하는 뇌신경들에 문제가 발생할 수 있다. 턱관절 치료를 하다가 안면신경마비, 3차신경통으로 인한 틱장애(반복적이고 비율동적이며, 상동적인 움직임이나 소리로, 눈을 깜빡이거나, 어깨를 들먹이거나, 얼굴을 털거나, 이를 악물거나 가는 등의 행동) 증상이 사라지는 경우를 자주 보게 되는 이유이기도 하다. 각설하고 다시 상악골 얘기를 해보자.

상악골은 한 덩어리가 아니라, 정중구개봉합(Midpalatal Suture)을 따라 좌우 양쪽으로 나누어져 있다.

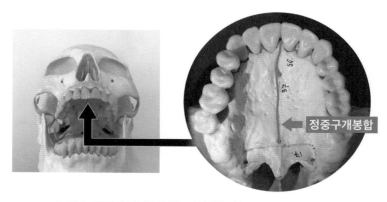

◐ 위턱 입천장의 정중구개봉합. 이 봉합을 이용해 악궁 확장을 한다.

정중구개봉합이 크게 많이 벌어져 입천장이 갈라지면 '구개열'이 되고 그게 윗입술까지 이어져 윗입술도 갈라지면 '구순열'이라 한다. 즉, 구개열은 태생기에 좌우원시상악골의 융합이 제대로 되지 않아 발생한다.

정중구개봉합은 성인이 되어도 완전 융합이 되지 않는다. 두개골의 뼈들도 '봉합(Suture)'으로 연결되어 있고, 이 봉합 또한 관절이라 볼 수 있다.

이렇게 왼쪽 오른쪽으로 나뉘어 움직이는 위턱뼈에 장치를 끼우면 어떻게 될까?

좌우상악골의 움직임을 제한하고 더 나아가 접형골 등 두개골의 움직임을 방해할 수 있다. 반면 아래턱은 좌우가 붙어있어 하나이기에 가능하면 아래 치아에 스플린트를 착용한다. 치과에서 상악전치부 보철치료를 할 때 좌우 앞니를 하나로 묶으려 하지 않는 이유도 여기에 있다.

만약, 아랫니가 많이 남아 있지 않거나 잇몸이 좋지 않아 치아가 흔들리면 스플린트를 위에 끼우기도 한다.

두개골이 이렇게 봉합으로 이루어져, 평생을 서로 완전히 융합되지 않는 이유가 있다. 뇌와 척수의 기능을 원활하게 도와주고 보호하는 뇌척수액뿐만 아니라 뇌기능과도 관계가 있을 것이다.

지금의 우리 몸은 아주 오랫동안 진행된 '진화'의 산물이다. 진화는 옳고 바른 쪽으로만 진행되지 않는다. 사람이 살아가는 데 가장 좋고, 편안한 형태로 바뀌어 왔다.

많은 변화를 통해 지금의 모습이 된 데는 다 이유가 있다.

예전 한때 편도나 맹장(충수돌기)을 의사들이 치료를 위한다는 명목하에 마구 떼어냈던 적이 있다. 하지만 지금은 중요한 면역기능을 담당하고 있다고 알려져 함부로 제거하지 않는다.

"모든 존재에는 그 이유가 있다."

현재의 의학적 지식으로 필요 없다고 해서 함부로 제거하거나 움직임을 방해하지 않도록 조심해야 한다. 인위적으로, 억지로 바꾸면 분명 탈이 난다.

설령 지금은 괜찮더라도 훗날 꼭 문제가 생길 것이다.

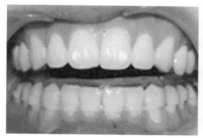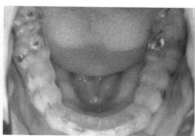

⊃ 가능하면 스플린트를 하악에 착용하도록 제작한다.

6개월 이상 스플린트 착용을 권하지 않는 이유는?

'스플린트(splint)'라는 용어는 원래 팔이나 다리를 다쳤을 때 고정시켜 주는 부목(副木)의 영어식 표현이다.

만약에 턱관절도 다른 관절들처럼 문제가 생겼을 때 부목을 대주어 움직이지 않게 할 수 있다면, 치료하는 것이 지금보다는 훨씬 쉬울 것이다.

하지만 대화를 해야 하고, 음식물을 씹기 위해 하루에도 수천, 수만 번을 움직여야 하는 턱관절을 고정해 놓는다는 것은 사실상 불가능한 일이다. 그렇기 때문에 구강 내에 턱을 안정시켜 주는 장치인 스플린트를 착용해 주는 것이다.

스플린트 치료의 포인트는 윗니와 아랫니 사이에 간격을 만들어주는 것인데, 이는 이를 악물거나 밥을 먹을 때마다 아래턱관절이 측두골(옆머리뼈)을 압박하는 것을 줄여주기 위함이다. 이렇게 하는 것이 가장 기본적인 스플린트 치료라고 할 수 있다. 우리 치과에서는 이것을 1단계 스플린트(CR스플린트)라 한다.

매번 말하지만 턱관절은 우리 몸에서 유일하게 3차원으로 움직이는 관절이기 때문에 안정된 위치를 찾기가 어렵다. 그러므로 스플린트가 치아와 닿는 교합점(교합면)이 아주 중요한데, 그 이유는 씹는 근육을 포함한 많은 근육들의 전후좌우 밸런스를 잡을 수 있도록 그 교합점을 맞춰 주어야 하기 때문이다.

볼펜을 손가락 위로 올려놓고 떨어뜨리지 않으려면 정확한 중심점을 찾아야만 한다. 이렇게 1차원적인 중심점을 찾는 것에도 세심한 노력이 필요한데, 3차원으로 움직이는 턱관절의 중심점을 잡는 것은 매우 어렵고도 중요한 일이다.

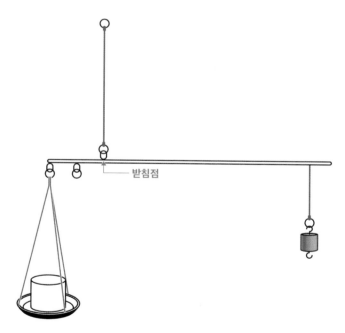

받침점

🔵 양팔저울은 1차원적으로 균형을 맞춰주는 좋은 예이다.

처음에 장치를 끼우고 교합조정을 해서 턱을 움직이는 근육들이 안정되도록 만들어주면 덩달아 틀어져 있던 턱 주위 근육들이 서서히 풀어지면서 변화가 생기기 시작한다. 이것은 턱이 스스로 좋은 위치를 찾아가는 과정이다.

그러면서 스플린트에 윗니가 닿는 교합점의 위치도 시간이 지나면서 아주 조금씩 달라진다. 맞춰 놓은 스플린트의 교합이 주변 근육들이 풀어지면서 변하는 것이다.

이러한 변화는 초반에 빠르게 일어나기 때문에 우리 치과에서는 장치를 끼우고 처음 2개월 동안 '집중 치료'를 한다. 교합점의 위치가 달라진 만큼 스플린트의 교합면을 조금씩 깎아 다시 교합을 맞추는 과정을 되풀이하려는 것이다. 우리 치과에서는 이것을 2단계 스플린트(AK스플린트)라 한다.

이것은 아이가 걸음마를 하는 것과 비슷하다고 볼 수 있다. 아이가 처음 걸음마를 시작할 때는 혼자 제대로 걸을 수 없기 때문에 옆에서 손을 잡아 중심을 잡을 수 있도록 도와주어야 한다. 이를 반복하다 보면 아이의 다리 근육이 발달되고 스스로 걷는 방법도 깨닫게 되는데, 스플린트를 통한 치료도 이와 비슷하다.

또한, 식사 시 스플린트를 착용하느냐 그렇지 않느냐에 따라 변화의 차이도 크게 달라진다.

당연히 스플린트를 착용한 상태에서 식사를 하면 많은 변화가 온다. 턱관절이 가장 압박받을 때가 씹을 때이고, 근육이 가장 힘을 쓸 때도 씹을 때이기 때문이다. 그러면서 근육뿐만 아니라 틀어졌던 아래턱도 중심에 맞게 움직이는데, 그렇게 되면 위아래의 교합이 맞지 않게 된다. 많이 틀어진 환자들 즉, 비대칭이 심할수록 교합의 변화가 클 것이다.

이렇게 틀어진 상태에서 억지로 맞춰 살아왔으니 두경부에 통증 등의 증상으로 고생했을 것이다. 이렇게 맞지 않는 교합은 치아교정을 통해 맞춰주어야 한다. 우리 치과에서는 이것을 3단계 스플린트(PR스플린트)라 한다.

하루 세 번 식사하는 약 1시간 동안만 스플린트를 빼고 나머지 23시간 동안 스플린트를 착용하는 것을 '턱관절 2단계 교정법'이라 한다. 스플린트를 빼고 식사하기 때문에 아래턱의 변화는 거의 없고, 다만 관절을 움직이는 근육이 재배치(Rearrangement) 되어 바른 위치에서 관절을 보호하기 위한 치료법이다. 그래서 끊임없이 근육이 좋은 위치를 유지하도록 바른 자세와 스트레칭을 게을리 하지 말아야 한다.

턱관절 질환의 증상이 심해 일상생활이 힘들거나 안면비대칭이 심한 경우, 또는 원래 치아교정을 하려 했던 경우에는 식사를 할 때에도 스플린트 착용을 하는 3단계 교정법을 권한다. 하지만 앞서 말했듯이 우리 치과 턱관절 환자의 70~80%는 식사 시 장치를 빼는 '턱관절 2단계 교정법'을 권하고 있다.

'턱관절 2단계 교정법'의 치료는 보통 두 달 후면 턱관절은 안정되는데, 그걸로 끝나는 건 아니고 근육이 안정되는 데까지는 좀 더 시간이 필요하다.

집중치료가 끝나 내원은 하지 않지만 스플린트를 좀 더 착용하고 스트레칭과 걷기 운동 등을 하며 자세를 바르게 유지하는 노력을 계속해야 한다.

그래서 우리 치과에서는 두 달의 집중치료 후 10대는 한 달, 20대는 두 달, 30대는 석 달, 40대 이후는 넉 달 더 스플린트를 착용하도록 권하고 있다. 그러나 넉 달 이상은 권하지 않는다. 다시 말해서 **집중치료를 시작해 스플린트를 처음 착용하면서부터 최대 착용 기간이 6개월이 넘지 않도록 하고** 있다. 그 이유는 환자에게 스플린트에 대한 의존성이 생기기 때문이다. 즉, 환자 스스로가 근골격계를 바르게 유지하지 않고 스플린트에만 의존하게 된다.

우리 치과에 오시는 환자분 중에는 초진 상담 시, 기존에 사용하던 스플린트를 끼고 오는 경우도 있다.

이런 환자분들은 스플린트를 착용했음에도 불구하고 효과가 나타나지 않거나 병원에 내원을 해도 증상의 호전됨이 없으면 치료를 포기하게 된다. 병원을 가지는 않아도 스플린트는 계속 착용하고 있는 경우도 많은데, 그 이유는 그래도 끼고 있으면 잠시 효과가 있거나 마음에 위안을 받기 때문이라고 한다.

이런 환자들을 보면 구강구조가 바뀌어 있는 경우가 많은데, 소위 '개방교합(Open Bite)'이 되어 있는 경우이다. 즉, 위아래 앞니가 맞닿지 않고 떠 있다.

어떤 환자는 인터넷카페나 포털 사이트 게시판에서 "스플린트를 끼면 개방교합이 된다."는 단편적이면서 단정적인 내용만을 접하고는 스플린트 치료를 거부하기도 한다.

의사가 체크하지 않는 스플린트를 계속 착용하는 것은 위험하다. 그러므로 스프린트를 사용하고 있다면 적어도 3~4주에 한 번은 의사에게 검진을 받아야 한다.

다른 치과에서 치료받다가 우리 병원을 찾은 환자 중에는 오랫동안 스플린트에 의존하는 증상이 심해졌거나, 다른 문제가 생긴 이들도 적지 않다. 이 경우에는 '턱관절 2단계 교정법'으로는 더 이상의 변화를 보이지 않는다.

우리 몸은 참 신비하다. 오랜 기간을 턱관절 치료에 매진해 왔지만, 솔직히 이해 못할 상황에 자주 맞닥뜨리고는 한다.

아무리 좋은 것도 지나치게 의존하면 결국에는 독이 되는 경우가 많다. 그렇기 때문에 스플린트의 착용기간은 아무리 길어도 6개월을

넘지 않도록 권고하는 것이다. 일러준 대로 잘 따라주면 우리 몸도 균형 잡힌 상태로 돌아가고자 애쓸 것이다. 한번 틀어진 것은 되돌리기 힘들다. 그러므로 꾸준히 달래가며 편안한 상태가 유지되도록 노력해야 한다.

3장 03
'보톡스'와 '교근축소술'은 턱관절 치료에 효과가 있나요?

우리 몸에 이상이 생기면 먼저 간단한 치료방법이 있는지부터 찾게 된다. 우리 치과의 경우에도 경미한 증상의 환자에게는 우선 물리치료 등과 같은 보존적인 치료법을 권하게 된다.

그러나 그것은 사람의 욕심일 뿐이다. 간단한 치료법이란 경미한 상처나 가벼운 질환에 적용이 가능한 부분이지 복합적인 원인으로 인해 오랜 시간에 걸쳐 발생된 질환의 경우라면 얘기가 다르다.

질환의 초기나 증상이 가벼운 경우에는 원인 교정과 같이 응용하면 효과를 보이기도 하지만, 그렇지 않은 경우 대부분 재발되고 만다.

먼저, 턱관절 질환의 발생기전을 생각해 보자.

어떤 이유로 인해 턱관절 머리가 관절을 압박하면 연골인 디스크가 빠져나오게 되고, 입을 벌릴 때 걸리적거리는 소리가 나거나 입이 지그재그로 벌어진다.

턱관절의 좌우 균형이 깨지기 시작하면 씹는 근육인 교근이 틀어지게 되고, 그로 인해 주변의 다른 근육들도 밸런스가 무너지면서 '근 긴장성 두통'이나 인대의 염증으로 인한 관절 내 통증, 목과 어깨 등에 결림이 발생하게 된다.

그렇다면 턱관절 치료는 어떻게 해야 할까?

우선 아래턱 관절과두가 관절을 압박하는 원인을 해결하고, 관절과두 즉, 아래턱이 원래 위치로 돌아오도록 만들어주어 교합을 다시 형성하도록 해야 한다.

그러기 위한 치료로 스플린트를 착용하여 압박을 없애주면서 다양한 원인들을 해결하도록 하고, 턱관절이 안정된 위치를 찾도록 해야 한다. 그리고 안정된 상태에서 식사가 가능하도록 치아교정 또는 보철치료를 통해 교합을 재형성 시켜주는 것이다.

그런데 이런 근본적인 치료는 비용도 많이 들고 치료 기간도 길다 보니 환자 입장에서는 부담이 될 수 있다. 그래서 치아교정이나 보철치료를 하지 않고 뼈를 움직이는 근육들만 세팅을 새롭게 하는 즉, 리셋 시키는 비교적 간단한 스플린트 치료법도 응용하고 있다.

그래서 요즘 간단한 치료법들이 다양하게 소개되고 있는데, 과연 어떤 원리이며 어느 정도 효과가 있는지에 대하여 알아보자.

보톡스

내가 보톡스 치료를 시작한 것이 벌써 15년 전이다. 턱관절 질환의 치료목적으로 보톡스를 사용하는 것은 아니고, 씹는 근육인 교근의 비대로 인한 사각턱이나 이갈이가 심한 환자에게 사용해 왔다.

보톡스는 미국 제약회사의 상표 이름이다. '보툴리눔 톡신 타입 A(Botulinum Toxin Type A)'에서 따온 이름인데, 과거에는 외국산이 독점적 지위를 형성했지만, 지금은 바이오산업의 발전으로 보톡스를 포함한 외국산이 5종류, 국내산으로는 '보툴렉스' 등 4종류 정도가 소개되고 있다.

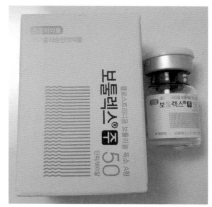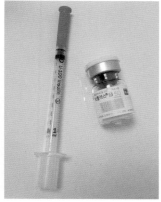

○ 국내산 보툴렉스

보툴리눔이라는 균은 통조림이나 소시지 부패의 원인균으로 알려져 있는데, 이 균의 독소가 신경전달 물질인 아세틸콜린의 수용체와 결합하여 아세틸콜린의 분비를 억제함으로써 근육의 수축을 방해하는 효과를 이용한 것이다.

예를 들어, 공장의 관리부에서 생산 현장에 어떤 지시를 내렸는데, 생산현장의 스피커가 고장이 난 경우라 할 수 있다. 관리부서에서는 방송을 했기 때문에 지시가 이행되는 것으로 알고 있겠지만, 정작 생산 현장에는 지시사항이 전달되지 않았기 때문에 이행되지 못한 상황이 되는 것이다.

보톡스는 이와 같이 지시사항을 차단하는 원리로 근육수축이 일어나지 않도록 하는 것이다. 근육수축이 일어나지 않으니, 안면근육의 수축으로 생기는 주름 등에 효과가 나타나면서 미용 목적으로 사용하기 시작했다.

근육은 사용하지 않으면 줄어들게 되는 것을 이용하여 사각턱에 응용되기도 하고, 턱관절의 경우에는 씹는 힘을 떨어뜨려 턱관절의 압박이 줄어들면서 턱관절 통증이 완화되는 효과를 보기 위해 사용되기도 한다.

문제는 우리가 원치 않아도 우리 몸 스스로가 6개월 내에 근육 수축력을 회복시키기 때문에 한계가 있고, 내성도 생긴다는 것이다. 거기에 씹는 힘이 떨어지다 보니 오히려 씹기 위해 더 힘을 주게 되고 결국 다시 근육이 커지게 된다.

그래서 보톡스 효과는 최초 주사를 맞고 한 달쯤 되었을 때 최고점을 찍고, 그 후에는 만족하지 못하는 경우가 많다.

이갈이 환자에게 응용 시에는 근본 원인인 이 악물기를 줄일 것을 강조한다. 평소에 이를 물지 말아야 하며, 잠들기 전에 힘을 빼는 연습 등을 시킨다.

아령으로 팔 운동을 하면서 알통이 생겼다고 '보톡스'를 때마다 맞는 것보다, 알통의 발생 원인인 아령을 손에서 놓아야 한다는 것을 알려주는 것이다.

교근축소술

교근축소술은 보톡스와 원리는 비슷하다.

근육의 수축을 방해하기 위해 약물 주사요법이 아닌 직접적인 시술로, 교근의 일부분을 제거하거나 신경을 차단한다는 점이 다르다.

그러나 가장 큰 차이는 반영구적인 효과가 있다는 것인데, 이는 신경이나 근육의 인위적인 손상 또한 반영구적일 수 있다는 얘기와 같다.

미적인 치료의 경우에서는 이런 것이 장점일 수도 있지만, 턱관절 치료를 위한 교근축소술은 좀 더 깊이 생각해야 할 문제이다.

교근축소술은 마치 고기에 열을 가하는 것과 같이 중주파를 이용해 단백질을 변성시키거나, 고주파로 근육을 소작(태우는)하는 시술이다.

예를 들어, 저작근의 두께를 줄여서 갸름하게 보일 수는 있지만, 저작근이 힘을 쓸 수가 없다. 저작근은 음식을 잘 씹을 수 있게 하는 중요한 기능을 하므로 신중하게 생각할 것을 당부하고 싶다.

또다른 문제는 흉터처럼 근육조직이 단단하게 굳어져 멍울이 지거나, 변성된 단백질이 남아 염증을 일으키는 등의 부작용이 생길 수 있으니 충분한 주의가 필요하다.

또한, 12쌍의 뇌신경 중 다섯 번째인 삼차신경의 하악분지를 차단하는 시술도 있는데, 이것은 신경의 일부분을 절단하여 씹는 힘을 줄이고, 턱관절 압박도 줄이려는 시술이다.

신경차단술은 끊어진 신경이 다시 연결되는 등 재발 가능성이 많아 '교근절제술'과 병행하기도 한다.

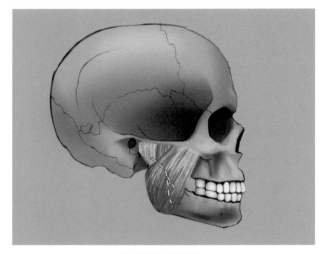

🔴 교근의 신경분포

우리가 배가 고픈 이유는 다양하다.

돈이 없거나, 쌀이 없는 경제적인 이유부터 건강검진 전이나 혹은 수술 전 금식도 있을 것이고, 여행 중에 음식점을 못 찾고 헤매거나, 임신으로 인한 입덧 때문일 수도 있다.

이렇게 다양한 원인이 있는데 단편적인 배고픔만 생각하여 똑같은 방식으로 해결하려 해서는 안 된다. 예를 들어 임신으로 인한 입덧 때문에 입덧 개선제를 처방하기로 했을 때 다른 이들에게도 똑같이 처방하는 것은 잘못된 것이다.

경제적으로 궁핍한 사람에게 한 끼 식사를 베푼다고 해서 내일의 허기까지 해결해 줄 수는 없다. 치료도 마찬가지다. 다양한 원인들을 이해하고 적당한 치료를 병행하는 것이 진정한 치료일 것이다.

3장 04
교합조정술은 어떤 치료인가요?

턱관절 질환의 가장 큰 원인은 상하악 어금니의 맞물림 즉, 교합의 문제와 그로 인한 주변 근육들과의 부조화라고 할 수 있다.

이런 중요한 교합을 균형 있게 안정시키려 교합점을 조절하는 시술을 '교합조정술'이라 한다. 교합조정술은 경우에 따라 드라마틱하게 턱관절 증상이 좋아지기도 한다.

그러나 나는 턱관절 3단계 교정을 받은, 즉 치아교정까지 끝난 환자 외에는 교합조정술을 하지 않는다. 그 이유는 교합조정술을 받고 증상이 더 심해져 찾아오는 환자들을 자주 보기 때문이다.

나는 턱관절 질환의 가장 큰 원인이 교합이 낮아져서 시작된다고 누누이 강조해 왔다. 턱관절 치료의 시작은 스플린트를 이용해 교합을 올려주는 효과를 이용하는 것이다. 이를 유지시키기 위해, 치아교정을 통한 '교합거상'을 시킨 환자들은 '교합조정술'로 증상이 악화될 이유가 없다.

우리 치과는 턱관절 3단계 교정이 끝난 후 정기검진을 오는 환자들의 교합을 항시 확인하는데, 증상의 재발이 없어도 미리 교합점을 확인해서 예방해 주는 것이다. 교합이 맞지 않은 상태가 지속되면 결국 밸런스가 깨지며 증상이 재발하기 때문에 정기검진 때마다 확인해 주는 것이 중요하다.

　턱관절 질환 환자 중 간혹 교합이 낮아진 것이 아닌 좌우 교합간의 불균형으로 인한 경우에는 교합조정술의 효과를 볼 수 있을 것이다(교합조정술이 간단해 보이지만, 수많은 교합점을 조절한다는 것은 고난도의 치료이다).
　가령 나이가 어리거나, 보철치료 이후 증상이 나타났거나 교정치료 중 또는 교정 치료 후 증상이 나타난 경우에는 단 몇 번의 간단한 교합조정술로도 극적인 효과를 볼 수 있다.

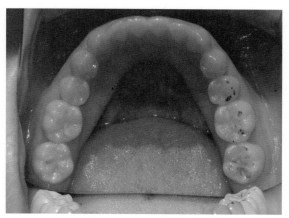

　🔵 교합지를 이용해 하악 좌측 어금니의 교합점들을 눈으로 확인할 수 있다.

　하지만 간과해서는 안 되는 문제가 있는데, 그것은 바로 교합조정술로 인해 전체 교합이 더 낮아질 수 있다는 것이다.

그것을 예측할 수 없기에 '교합조정술'을 우려하지 않을 수 없는 것이다. 증상이 더 심해지게 되면, 환자는 의사를 신뢰하지 않기 시작하고, 그다음부터는 치료 자체가 힘들어지게 된다.

간혹 '교합조정술'을 받고 우리 치과에 내원한 환자 중에는 증상이 악화되지 않아도 "멀쩡한 치아를 깎았다."고 불만을 하소연하는 경우가 많이 있다.

물론 나와 생각이 다른 선생님들도 계시겠지만, 나는 교합이 낮아진 것이 가장 큰 문제라 생각하기에 '자연치아의 교합조정'은 시행하지 않는다.

3장 05
왜 병원마다 스플린트 치료비가 다른가요?

나는 공산품을 살 때, 같은 모델이라면 가격 비교 후 가장 저렴한 것을 선택한다. 품질의 차이가 없다면 최저가를 찾아 구입하는 것이 이득이기 때문이다. 하지만 자동차는 가격이 좀 비싸더라도 튼튼하고 좋은 것을 타려고 한다.

28년 전 교통사고로 죽을 고비를 넘긴 이후 차는 안전성에 최고의 가치를 둔다. 튼튼하고 좋은 차는 당연히 그만한 값을 치러야 한다고 생각한다. '싸고 좋은 건 없다'는 것이 내 지론이다. 물론 비싸고 안 좋은 것은 있지만 말이다.

음식 또한 조금 비싸더라도 좋은 식재료와 깨끗한 환경에서 조리되고, 친절하게 서비스를 다하는 식당에서 먹고 싶다.

경험 많은 셰프가 좋은 식재료를 자신만의 노하우로 만든 음식과 인공조미료로 혀를 자극하는 음식의 값이 같을 수는 없다. "싼 게 비지떡"이라는 말이 괜히 나온 것은 아니다.

자동차의 가격은 천차만별이다. 천만 원짜리, 삼천만 원짜리, 오천만 원짜리 등 다양하다. 그런데 만약 천만 원짜리 차를 오천만 원에 판다면 그건 당연히 비난받을 일이지만, 천만 원짜리 차와 오천만 원짜리 차의 성능과 안정성의 차이를 익히 잘 알고 있는 사람이 오천만 원짜리 차를 비싸다고 타박할 일은 아니라고 생각한다.

자신의 가치와 수준에 맞는, 자신이 만족할 만한 차를 구입하면 되는 것이다. 비싼 차를 사는 사람이 바보라서 그런 차를 구입하는 것이 아니라는 얘기이다.

물론 다른 이유에서 고급 차를 구입하는 경우도 있지만...

이런 이야기를 하는 이유는 가끔 치료비를 단순 비교하는 경우가 있기 때문이다. 일반적으로 턱관절 치료에 응용하는 스플린트는 CR스플린트(Centric Relation Splint)이다.

하악턱의 중심을 맞춰 제작하는 스플린트로써 턱관절 내의 압력을 줄여주고 안정시켜주는 역할을 하는 기본적인 스플린트이다. 우리 치과에서는 이 과정을 '턱관절 1단계 교정법'이라 하고 주로 이갈이로부터 턱관절을 보호하고 예방하는 용도로 활용한다.

턱관절 질환의 제반 증상에 대한 호전도가 낮기 때문에 밤에 착용하여 이갈이를 예방하고 턱관절 압박을 줄여 주는 경우에 적용하며, 치료용으로는 사용하지 않는다.

'턱관절 2단계 교정'은 뼈와 관절을 움직이는 근육의 재배치에 목적이 있고, '턱관절 3단계 교정'은 스플린트를 식사 시에도 착용하여 하악턱이 원래의 위치를 되찾게 하는 데 목적이 있다. 스플린트의 모양은 비슷하지만 목적이 다르기에 스플린트 조절도 상이하다.

예를 들어, 같은 보잉 747 비행기라 하더라도 제주도인지, 도쿄인지, 뉴욕인지 하는 목적지에 따라 항로와 운항 방법이 달라지는 것과 같다.

의사가 추천은 하지만 결국 선택은 본인의 몫이다.

턱관절 치료에서 제일 중요한 부분은 누누이 강조하지만 틀어진 전체 근골격계의 밸런스를 잡는 것이다. 뼈와 관절을 움직이는 것은 근육이고, 근육을 제어하는 것은 환자 본인이다. 그러므로 "내 몸은 내가 망가뜨린다."는 이 근본적인 문제를 해결할 사람은 환자 본인 스스로임을 알아야 한다.

환자가 처음 우리 치과를 찾아와 분석상담을 하게 되면, 나는 그 환자의 자세와 습관 등을 먼저 관찰한다. 그리고 환자와 함께 X-Ray를 보며 턱관절과 경추의 패턴을 분석한다. 그렇게 약 30여 분간의 상담을 통해 환자에게 우리 몸의 구조와 형태를 설명하고, 이해시킨다.

몸에 생긴 문제를 해결하기 위해서는 무엇이 필요한지 그리고 환자가 해야 하는 것은 무엇인지도 알려준다. 장치를 처음 장착할 때도 개개인에게 알맞도록 조절하지만 이후에도 주기적으로 계속 체크하고 조절한다. 그리고 장치 사용법부터 시작하여 장치를 착용했을 때 하면 좋은 스트레칭과 자세 교정법까지도 전해준다.

이렇게 일정 기간 동안 꾸준히 환자의 변화 상태를 점검하고, 거기에 맞춰 스플린트를 다듬으며 필수인 스트레칭과 자세 교정 그리고 운동 상태를 확인하고 상기시키며 그것들의 중요성을 다시 강조하고, 실천하도록 유도한다.

또한 이것을 잔소리처럼 반복해 환자 스스로가 습관화시킬 수 있도록 애를 쓴다.

그러나 여기에서 끝나지 않는다.

정기검진을 통해 좋은 상태가 유지되게 하며, 필요시 스플린트를 다시 활용할 수 있도록 지도한다. 이렇게 스플린트를 활용하다 망가지거나 분실해도 한 번은 서비스 차원에서 새로운 스플린트로 재제작 해준다.

의료인은 환자를 도와주는 사람들이다. 내 몸을 병원에 맡기면 평생 병원을 다녀야 한다.

나는 환자들에게 '우리 내추럴치과가 항상 옆에서 도와줄 터이니, 본인도 최선을 다해야 하고 필요시 언제든 찾아오라.'고 한다.

한 중년의 여성 환자분이 나보고 오래 사셔야 한단다. 그러나 나는 오래 사는 것에 그다지 관심이 없다. 그러나 건강하게 내 수명대로는 살고 싶다.

아무리 명의로 소문난 의사도 나와 맞지 않으면 그뿐이다. 의료진을 믿는 마음이 치료의 시작이다.

'플래시보 효과도 치료의 하나이다.'

믿음이 가지 않으면 선택하지 말아야 한다. 또한 **의사를 믿기보다는 내 몸 안의 '자연치유시스템'을 믿어라.**

치료 효과는 연령대마다 다른가요?

의학은 과학인가?

과거나 현재나 의학은 주술적인 면이 강하다. 결과를 지켜보며 증상이 호전되기를 기원한다. 물론, 과학적인 검사 장비들은 있지만, 수술 등의 치료 결과는 과학적이지 않다.

과학은 입력값에 대해 출력값이 일정해야 하지만 치료에 대한 반응은 제각각이다. 그 이유는 무엇일까?

나는 우리 몸의 위대함이라 생각한다. 우리 몸 스스로가 질병을 극복하고 원래 상태로 회복하려는 자연치유력이 더 크기 때문이다. 인간이 행하는 치료는 자연치유력이 잘 작동하게끔 도와주는 역할을 한다. 의료진이 아무리 노력해도 '자연치유력'이 회복되지 않으면 소용이 없다.

그렇다면 치유력이 가장 좋은 연령대는 언제일까?

관절은 사용하면 할수록, 즉 나이가 들어갈수록 노화 현상이 진행된다. 그러니 치료에 대한 반응이 다 다를 수밖에 없다. 10대 성장기 때는 몸의 탄력이 마치 고무공 같아서, 턱관절에 문제가 생겼어도 회복되는 기간이 짧을 것이다. 그러니 스플린트 치료 후

반응이 좋을 수밖에 없다.

예전에 어느 학생 환자의 어머니는 스플린트 치료 후 아들의 증상이 드라마틱하게 호전되니 "그냥 놔둬도 저절로 좋아질 걸 괜히 치료했나?"라며 후회하는 기색을 보였다. 아마도 좋은 결과만을 보고 그동안의 시간이 빨리 흘러갔다고 생각했을지 모른다. 그러나 정작 아들이 1년이란 시간을 턱관절 증상으로 얼마나 고생했는지 잊은 듯했다.

젊은 환자들은 치료의 반응이 좋기는 하지만, 정기 체크 때 보면, 증상의 재발을 보이는 경우가 있어 바른 자세와 스트레칭을 열심히 하는지 물어보면 하나같이 바빠서 시간이 없다고들 한다.

반면에 초기 증상 호전율은 젊은 사람보다 늦었던 연세가 조금 있으신 분들이 더 좋은 상태를 유지하는 경우가 많은데, 그 이유는 젊은 환자들보다 회복이 늦다는 것을 인지하고 바른 자세와 스트레칭을 열심히 하기 때문이다.

정기 체크 때 관리를 잘 하고 있는지 물어보면 "당연하죠. 이게 얼마짜리인데요. 본전을 뽑아야지요!"라고 한다.

턱관절에 좋은 스트레칭, 흉쇄유돌근 운동과 승모근 운동

다시 말하지만 치료 효과는 나이마다 다르고, 젊을수록 빨리 나타난다. 하지만 그것만 믿고 내 몫을 다하지 않으면 회복이 늦어지거나 재발되는 것은 시간문제이다.

세상에는 공짜가 없다. 노력한 만큼의 대가는 언제든 얻게 되어 있다. 그래서 자세 교정과 걷기 운동의 중요성을 강조하는 것이다. 더불어 근육 스트레칭도 굉장히 중요하다. 많은 근육을 다 할 순 없다. 앞뒤로 대표적인 큰 근육을 스트레칭하면, 그 사이의 작은 근육들은 따라온다. 턱관절에 좋은 두 가지 스트레칭을 해보자.

첫 번째로는 양쪽 귀밑에서 목을 비스듬히 내려오며 쇄골까지 이어지는 흉쇄유돌근 운동이다.

주먹을 쥐고 이마에 대고, 다리를 어깨너비만큼 벌린다. 머리로는 주먹을 밀고, 주먹으로는 머리를 앞으로 나오지 못하게 뒤로 민다. 그렇게 6초 동안 서로 힘을 주며 버틴다. 6초가 지나면 손은 가만히 두고 머리만 45° 돌려 손이 관자놀이 근처로 가게끔 한다. 또 6초 동안 힘을 주며 버틴다. 이번엔 반대로 고개를 돌려 같은 동작을 반복한다.

이렇게 6초씩 6번, 하루에 6번 한다. '666운동'이라고 하면 외우기 쉽다.

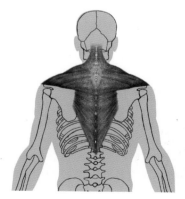 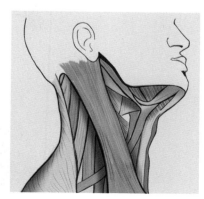

💿 승모근과 흉쇄유돌근

두 번째로는 머리 뒤 후두골에서부터 양쪽 어깨를 거쳐 등 뒤를 타고 내려오는 승모근 운동이다.

두 팔을 등 뒤로 돌려 깍지를 끼고, 어깨를 쫙 벌린다. 그리고 고개를 반듯하게 세운다. 이때 등이 꽉 조여야 한다. 허리를 활처럼 휘게 하여 C커브를 만들고 머리를 뒤로 당겨 목도 C커브를 유지하게 한 후, 6초 동안 숨을 내쉰다. 이 동작을 6번씩 한다.

이 승모근 운동은 하루에 백 번, 천 번을 해도 좋다. 승모근 운동은 아무리 해도 지나치지 않다.

이렇게 승모근 운동을 열심히 하면 가슴이 펴지며, 흉곽이 넓어지고 척추의 만곡이 자연스러워진다.

궁극적으로는 턱끝과 쇄골이 일직선이 되도록 한다. 그래서 평소에 원·투·쓰리를 하라고 한다.

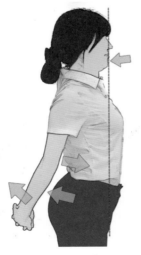

❍ 승모근 운동

원, 명치를 들어준다.

투, 어깨를 쫙 편다.

쓰리, 머리를 뒤로 당긴다.

그러고는 근육의 힘을 빼고 자연스럽게 유지한다. 걷거나 서 있거나
앉거나 항상 원·투·쓰리를 기억하자.

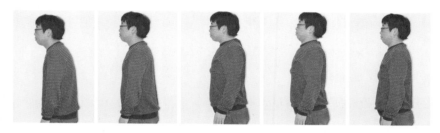

🔹 일반적인 거북목 자세, 원·투·쓰리 그리고 근육의 힘을 빼준다.

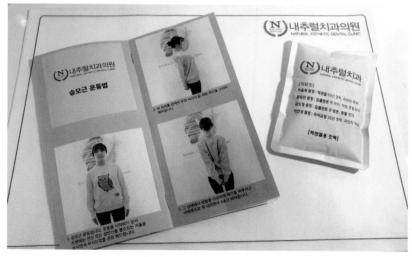

🔹 우리 치과 초진 방문 시 환자에게 나눠주는 리플릿과 핫팩

치과치료나 교정치료를 받고 난 후에도 턱관절 증상이 나타날 수 있나요?

우리 몸은 부지런하다. 항상 균형을 유지하려 애쓰고 외부의 침입자인 세균들과 싸우고 있다. 우리가 편안히 쉬고 있는 동안에도 끊임없이 항상성(Homeostasis, 생명현상을 일정한 상태로 유지하려는 성질)을 유지하려고 바쁘다.

그러므로 특별한 증상을 느끼지 못한다고 우리 몸에 질병이 없는 것이 아니라, 우리 몸이 스스로 버티다 한계에 부딪히면 증상이 나타나기 시작하는 것이다.

우리는 증상이 시작된 시점을 발병일로 오인하고 있는데, 실제 시점은 발병일 훨씬 이전부터 진행되어 오던 것이 어떤 계기로 표출된 것이다.

턱관절 또한 마찬가지로 우리 모르게 진행되어 오다가 갑자기 단단한 것을 씹거나 어디에 부딪히거나 심한 스트레스로 이를 악물었을 때 증상이 나타난다.

병원에 내원한 어떤 환자는 턱관절이 불편한지 한 달 되었다고 하지만 X-Ray를 판독해 보면 수년 동안 진행되어 온 경우가 대부분이다.

앞서 말했듯이 현대인의 30~40%가 턱관절 질환을 앓고 있다고 하지만 임상의사인 내가 보기에는 100%이다. 현대인은 누구나 턱관절 질환을 앓고 있다. 걷지 않고 의자 생활을 하며, 일상에서 많은 스트레스로 인해 이를 꽉 물기에 어쩔 수 없다.

그래도 우리 몸 스스로가 잘 버텨나가며 균형을 잡아주고 있는데, 치과 보철치료나 교정치료 등 교합의 변화가 오거나 전신마취 등을 위해 구강 내 관을 삽입 시 턱관절에 무리가 가면 갑자기 잠재되어 있던 증상이 나타난다.

물론, 치과치료나 전신마취 등으로 턱관절 질환이 유발된 것이 아니다. 누적되어 있던 것들이 한계치를 넘어서면서 드러나는 것이다. 그러므로 다른 질환으로 치료받기 전 담당 의사에게, 평소 턱관절 증상이 있었다면 이를 반드시 알려야 한다.

치과치료 시 특히 사랑니를 뽑거나 할 때, 의사가 입을 크게 벌리라고 한다고 해서 턱에 통증이 생길 정도로 크게 벌리면 안 된다. 만일, 이런 증상이 나타나면 턱관절 치과를 방문해서 물리치료 등을 꾸준히 받아야 하고, 필요시 교정치료 등을 잠시 멈추고 스플린트 치료를 해야 하기도 한다.

나는 오랜 시간과 비용을 들여야 하는 교정치료를 하기 전에 턱관절에 문제가 없는지 확인할 것을 권한다. 특히, 부정교합과 안면 비대칭이 있는 경우라면 교정 전 턱관절 검사는 필수이다. 그래서 이상이 나타나면 턱관절 치료를 먼저 한 후에 치아교정을 해야 한다.

 평소 바른 자세로 척추가 바르고 꾸준히 운동을 하는 사람은 치과치료와
교정치료로 인해 턱관절이 불편할 이유가 적을 것이다.
 역시 평소 자기 관리가 중요하다.

3장 08
턱관절 환자는 부드러운 음식만 먹어야 하나요?

사람들은 흔히 턱관절 질환을 앓을 때 딱딱한 음식이 아닌 부드러운 음식을 먹어야 한다고 생각하거나, 턱관절 환자는 평생 단단한 음식을 멀리해야 한다고 여기기도 한다.

그러나 나는 턱관절 환자들에게 음식을 가려먹을 것을 권하지 않는다. 왜냐하면 '무엇을 씹느냐?' 보다 '무엇을 어떻게, 얼마나 씹느냐?'가 턱에 더 큰 영향을 끼치기 때문이다.

막대를 이용해 힘을 전달하는 지렛대는 구조에 따라 1종, 2종, 3종의 세 가지 지렛대로 나뉜다.

턱관절은 그중에서 젓가락, 스테이플러, 손톱깎이의 몸통, 낚싯대를 이용한 낚시 그리고 사람의 팔 등과 같은 '3종 지레'의 원리에 속한다.

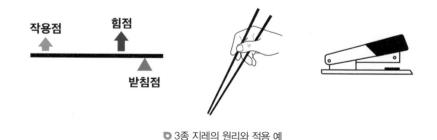

● 3종 지레의 원리와 적용 예

'3종 지레'의 원리는 힘점이 받침점과 작용점 사이에 있는 지레로, 작용점이 힘점보다 받침점으로부터 멀리 있기 때문에 물체를 들어 올리려면 더 큰 힘을 주어야 한다.

턱관절의 경우 씹는 근육인 저작근이 턱관절을 받침점으로 삼아 힘을 주면, 치아가 그 힘을 받아 음식물을 부순다.

저작근에 주어지는 힘은 음식물의 강도에 따라 달라진다. 부드러운 음식은 약한 힘을 줘서 씹고, 단단한 음식은 강한 힘을 줘서 씹는다.

그런데 부드러운 음식인 줄 알고 힘을 살살 줘서 씹다가 예상치 못한 단단한 음식을 씹게 되면 어떻게 될까?

예를 들어, 기다란 막대기를 지레삼아 작은 돌을 들어 올린다고 생각해 보자. 작은 돌멩이가 가벼워 보여서 힘을 덜 주었더니 꿈쩍도 하질 않는다. 알고 보니 돌멩이 밑에 큰 바위가 붙어 있어서 꿈쩍도 하지 않았던 것이다. 이럴 경우는 힘의 작용과 반작용 법칙에 의해 막대가 부러지거나, 막대에 가했던 힘이 고스란히 나에게 돌아와 내 몸이 다치는 등의 피해를 입을 수 있다.

격파를 할 때에도 주먹으로 벽돌이나 송판을 내리쳤을 때 깨지지 않으면, 그 힘이 고스란히 나에게 돌아와 그만큼의 충격을 받는 것도 같은 이유 때문이다.

사람의 턱도 마찬가지이다. 부드러운 음식이라 생각하고 씹었는데, 그 사이에 단단한 돌이 껴 있으면 돌이 부서지는 것이 아니라 오히려 내 턱에 무리를 주게 되어 치아는 물론 근육과 인대까지 손상을 입히기도 한다.

그러나 호두를 어금니로 깰 때는 호두가 깨질 때까지 저작근에 서서히 힘을 주기 때문에 호두가 깨지지 않아도 턱관절의 손상보다는 근육이 뻐근해지며 근육통이 오게 된다.

턱에 손상을 입히는 좋지 않은 예를 세 가지 들어보자.

첫째, '예상하지 못한 단단한 음식'이다.

딱딱한 음식을 씹는 것이 무조건 턱 주변에 악영향을 끼치지는 것이 아니라, 부드러운 줄 알고 씹다가 예상치 못한 단단한 게 걸렸을 때가 턱에 가장 좋지 않다.

둘째, '질긴 음식'이다.

우리의 턱은 음식을 씹을 때 먼저 음식을 한쪽 치아에 올려놓고 부순 다음 다른 쪽으로 옮겨서 씹는다. 이렇게 몇 번씩 양쪽을 번갈아서 골고루 씹어야 하는데, 질긴 음식물은 오히려 한쪽으로만 씹게 된다.

오징어나 육포처럼 질긴 음식을 먹고 나면 턱 주변이 뻐근한 이유가 바로 이런 이유 때문이다. 이런 일이 반복이 될수록 근육의 좌우 밸런스가 깨져 턱에 좋지 않다.

셋째, '단단한 음식'이다.

단단한 것을 씹으려면 아무래도 근육에 힘을 주게 되니 부담이 되기 때문이다. 물론, 부드러운 음식 역시 턱 건강에 이롭지만은 않다.

근육은 사용하지 않으면 위축된다. 그렇기 때문에 자꾸 부드러운 것을 먹게 돼 턱 근육도 약해진다.

턱을 받쳐주고, 움직이는 것이 근육의 역할인데, 근육이 약해지면 점점 근위축(Muscular Atrophy)이 오게 된다.

"뭐든지 적당한 것이 좋다."

3장 09
재발될 염려는 없나요?

어떤 질환이든 재발의 가능성은 있다. 암 환자처럼 거창하게 '생존율'을 따질 필요는 없지만, 턱관절 질환도 관리에 소홀하면 언제든지 재발될 수 있다.

우리 치과의 스플린트는 1회용 장치가 아니다. 치료를 마친 후에도 스플린트를 보관하고 있다가 관리 차원에서 활용할 수 있도록 지도한다.

정신적인 스트레스가 심하거나 육체적으로 피곤이 누적되면 근육의 밸런스가 다시 깨지고 그 결과는 관절에 나타나게 될 것이기 때문에 늘 지속적인 관리가 필요하다.

현대인들은 다이어트가 일상이 되어버린 듯하다. 배가 나온 아저씨들뿐만 아니라 날씬한 아가씨도 다이어트를 한다고 한다.

한 달에 몇 킬로그램 책임 감량하겠다는 광고를 보면 안타까운 생각이 든다. 수년에서 수십 년 동안 쪄온 살을 하루아침에 뺀다고 하는 것을 보며, '내 몸에 미안하지도 않은가?'하는 생각이 든다. 어떤 식으로든 체중을 줄일 수는 있다. 문제는 그것을 계속해서 유지해야 하는 것이다.

모든 질병 치료도 마찬가지다. 당장 증상이 없는(Symptomless) 상태가 아닌 건강한(Healthy) 상태가 중요한 것이다.

턱관절 질환 치료도 그렇다. 항상 신경 써서 바른 자세를 유지해야 하는데 약속 핑계, 일 핑계, 날씨 핑계 등 갖가지 핑계를 대며 운동을 하지 않는다. 아픈 사람은 대개 핑계가 많다. 핑계를 대고 운동을 멀리하면 다시 아픈 사람이 될 수밖에 없다. 그러면 턱관절이 서서히 안 좋은 상태로 되돌아가게 되는 것은 시간문제일 것이다.

우리 몸은 되돌릴 수 없다. 닳아있는 관절은 재생되지 않는다. 당장 증상이 없어도 결국은 시간이 지나면서 드러나게 되어 있는 것이다.

증상이 좋아진다는 것이 건강해졌다는 것은 아니다.
'건강'의 필요조건 중에 하나일 뿐이다. 일시적인 증상 호전이 아니라, 그것이 유지되어야 우리 몸이 건강하다고 할 수 있을 것이다.

사람은 누구나 나이를 먹고 늙어간다.

우리 몸은 어찌 보면 일회용이다.

해가 갈수록 몸의 기능이 쇠퇴하고, 한번 쇠퇴한 기능은 좀처럼 회복하기 어렵다는 점에서 인체는 하나의 소모품이다. 문득 서러운 감정이 들지만, 부인할 수 없는 사실이다.

하지만 백 년을 쓸 수 있게 만들어져 있다. 그러나 그 절반에도 못 미치는 나이 사오십에 많은 이들이 질병에 시달리고 장기의 일부분을 도려내기도 한다.

여기에는 현대인의 안일함도 얼마간 작용했다고 본다. 현대인들은 건강에 무척 신경 쓰면서도 한편으론 질병을 단순하게 인식한다.

'암(癌)'을 두려워하면서도 막상 자신과는 상관없는 일인 듯 이야기하고, 몸을 움직이고 두 발로 걷는 것에는 인색하면서 건강식품에 의존해 건강한 노후를 꿈꾼다.

내가 볼 때, 현대인들은 현대의학을 과신하는 경향이 있다. 대단한 것인 줄 착각한다. 가까운 이들이 병원에서 그리 많이 죽어 나가는 걸 보면서도, 현대의학에 그만한 신뢰를 보낸다는 건 아이러니가 아닐 수 없다.

오래전, 학부 시절 병리학 교수님이 이런 말씀을 하셨다.

"암은 아무나 걸리는 병이 아니다."

그때만 해도 암은 그리 흔한 질병이 아니었기에 일부 특별한 환경에 노출되거나 특정 유전자를 이어받은 이들에게 발병하는 질환으로 생각되었다. 그러나 이제 그 말은 다음과 같이 고쳐져야 할 것이다.

'암은 누구나 걸릴 수 있다!'

그나마 다행스러운 점은 모든 질병에는 전조증상이 있기 마련이라는 점이다. 사고로 인한 질환이 아닌 이상, 하루아침에 갑작스럽게 발병하는 질환은 없다. 몸이 보내는 작은 '신호'만 알아차려도 큰 병을 막을 수 있다.

그러므로 내 몸에 나타나는 징후(sign)나 증상(Symptom)을 무시하지 말아야 한다.

평소 몸을 꾸준히 관리하고 운동하는 사람들은 몸에서 일어나는 작은 변화도 알아차릴 수 있다. 관절이나 근육의 이상도 금세 알아차려 자세 교정이나 스트레칭 등으로 비교적 손쉽게 바로잡을 수 있다. 전에는 없었던 작고 단단한 혹도, 몸 관리를 성실하게 하는 이들은 남들보다 일찍 발견한다.

　반면에 평소 약으로만 건강을 관리하는 이들은, 그렇지 않아도 몸 여기저기 불편한 증상이 많아 몸이 보내는 이상 신호를 그냥 지나치기 쉽다.

　그렇다고 내 말에 오해하지는 말자. 작은 것에 예민해지자는 것이 아니다. 건강관리를 제대로 하여, 질병을 초기에 찾아내 원인을 제거하고 예방하자는 것이다.

　내 주변에도 암 환자가 많다. 그분들에게 나는 이렇게 조언한다.

　'이제껏 살아온 환경을 바꾸십시오.'

　암 덩어리에 대한 고민은 의사들에게 맡기고, 환자 자신은 '왜 이런 암세포가 내 몸속에서 자라왔는지' 고민해 보라고 한다.

　그러나 대부분은 고개만 끄덕이고는 고민 대신 걱정을 한다. 다시 한 번 강조한다.

　'내 몸을 망가뜨린 환경을 바꾸지 않으면 안 된다.'

　건강은 세 가지 측면에서 관리되어야 한다고 생각한다.

첫 번째는 정신적(Mental)인 측면이다.

'정신이 육체를 지배한다.'라는 오래된 명제를 다시금 상기할 필요가 있다. 현대인은 스트레스를 받지 않고 살기가 불가능하다시피 하다. 오히려 적당한 스트레스는 활력을 준다는 견해도 있다. 그러나 분명한 것은, 지나친 스트레스를 유발하는 환경은 반드시 바꿔줘야 한다.

권력과 돈을 좇는 직업보다 자신이 좋아하는 일을 하는 것이 당연히 스트레스를 덜 받는 길일 것이다.

돈을 잃는 것은 적은 부분을 잃는 것이고, 명예를 잃는 것은 인생의 많은 부분을 잃는 것이지만, 건강을 잃는 것은 인생의 전부를 잃는 것이라는 점을 명심하자.

두 번째는 화학적(Chemical)인 측면이다.

우리 몸에 들어와 화학적인 변화를 일으키는 것들. 즉, 먹고 마시고 숨 쉬는 환경을 변화시켜야 한다. 화려한 도시의 삶이 좋다면 매연으로 얼룩진 공기를 감내해야 할 것이고, 입에 맞는 맛있는 음식을 즐기려면 인공·합성첨가물을 용인해야 한다.

얻은 것이 있다면, 잃는 것도 있다는 것을 인지해야 한다.

세 번째는 <u>구조적(Structure)인 측면이다.</u>

우리 몸의 뼈대를 이루는 근골격계를 부단히 움직여, 모든 장기와 기관들이 제 기능을 발휘하게 해야 한다. 뼈를 움직이는 근육은 사용하지 않으면 점점 줄어든다. 근육이 약해지면 관절 운동을 제대로 할 수 없고, 뼈는 자극을 덜 받게 된다. 뼈는 어느 정도 자극을 받아야 골밀도를 유지하는데, 그렇지 못하면 무기질이 빠져나가며 골다공증이 유발된다. 또한 퇴행성 변화도 진행된다.

내 몸을 망가뜨린, 이 세 가지 측면의 환경에 변화를 주지 않는다면 치료는 말짱 헛일이다. 진흙탕을 간신히 헤쳐 나와 깨끗이 씻고는 도로 진흙탕 속으로 걸어 들어가는 것과 마찬가지다. 즉, 암 수술 후, 수술 이전과 같은 환경을 유지한다면 암 재발률은 당연히 높아진다.

턱관절 질환도 다르지 않다.

닳아 있는 턱관절이 치료받았다고 재생되는 것은 아니다. 손상된 인대가 치료 후 원래 상태로 되돌아가지는 않는다.

사람이 나이가 들면 주름이 늘어가기 마련이다. 아무리 노력해도 다시 젊어질 수는 없다. 그렇지만 관리는 할 수 있지 않은가. 노화 속도를 늦출 수는 있지 않은가 말이다.

오래 살기보다는 자신의 수명대로 건강하게 살다가 가는 것을 바라야 할 것이다. 그리고 한 가지 더 당부할 점은, 의사를 전적으로 믿어서는 안 된다. 의사는 신이 아니다. 다만, 여러분이 건강한 삶을 살 수 있도록 이끌어주는 길잡이 역할은 해줄 수 있을 것이다.
결국 건강한 삶을 위한 실천은 본인 스스로에 달렸다.

마지막으로 나에게 영감을 많이 준 책, <무탄트 메시지> 속 한 문장을 인용하며 글을 맺는다.

"의사가 환자에게 치료할 방법이 없다고 하는 말은, 환자가 불치병에 걸렸다는 말이 아니라, 의사가 받은 교육과 경험으로는 치료에 필요한 정보를 얻을 수 없다는 뜻이다."

내추럴치과의원
NATURAL ESTHETIC DENTAL CLINIC

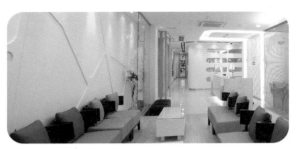

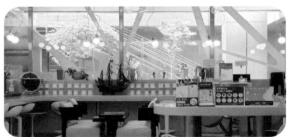

내추럴치과에서는

- 턱관절
- 임플란트
- 치아 교정
- 보철, 보존 치료 등

치과의사 4명이 분야별 전담 및 협진을 통해 환자에게 최적의 진료를 제공하고 있습니다.

You Tube
@내추럴치과

진료시간
월수금 : 오전 10시 - 오후 8시
화·목 : 오전 10시 - 오후 7시
토요일 : 오전 9시 - 오후 2시
점 심 : 오후 1시 - 오후 2시

상담 및 예약문의
전화상담 : 032-523-2080
홈페이지 : www.naturaltooth.com

NAVER
내추럴치과 예약

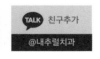
TALK 친구추가
@내추럴치과

인천 부평구 부평대로 75
한화생명 빌딩 B1
(부평시장역 3번출구)

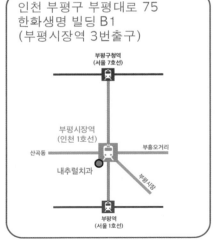

닥터 리, 내 턱을 부탁해!

초판 1쇄 인쇄 2022년 3월 21일
초판 1쇄 발행 2022년 3월 31일

지은이	이을재
펴낸이	한준희
펴낸곳	㈜새로운 제안

책임편집	편집기획2팀
디자인	디자인팀
마케팅	문성빈, 김남권, 조용훈, 한동우
영업지원	손옥희, 김진아

등록	2005년 12월 22일 제2020-000041호
주소	(14556) 경기도 부천시 조마루로385번길 122 삼보테크노타워 2002호
전화	032-719-8041
팩스	032-719-8042
이메일	webmaster@jean.co.kr
홈페이지	www.jean.co.kr

ISBN	978-89-5533-631-3 (03510)